やさしいカラー図解

乳がん

診断・治療・術後の療養。その人に合った治療法がよくわかる

監修 石川 孝
東京医科大学
乳腺科学分野 主任教授

専門医がくわしく図解

最新の病気知識と
正しい対処法

法研

はじめに

ご自身に合う治療法選択とその後の人生のために

本書を手に取られた方は、乳がんを診断されたり、そうした方が身近にいらっしゃる方が多いのではないかと思います。乳がんの治療は急速に進歩していて、最新の情報についていくことが我々でも大変な状況になっています。インターネット上には医療情報があふれていますが、正しい情報と間違った情報が区別しにくい状況になっています。そのため患者さんとその家族を混乱させてしまうことがあるのではないかと思います。本書には、現時点での乳がんに関する正しい幅広い情報がまとめられていると思います。

女性にとって乳がんは非常に身近ながんです。罹患者数は年々増加していて、発生を予防する方法はないため歯止めがかからない状況です。ただし、乳がんは早期に発見して治療を受けることができれば5年生存率は90％を超える治りやすいがんとも言えます。

また、乳がんの治療は日々進歩し続けているため、病気を克服できる患者さんは明らかに増えています。ですから、必要以上に怖がることはありません。

早期に適切な対応をするため、女性であれば誰でも、定期的なマンモグラフィー検診を受診することが望まれます。また、乳がんは自分で気がつくことができる唯一のがんなので、乳房の変化に早めに気づくために、乳房を意識する生活習慣（ブレスト・アウェアネス）を身につけることも大切です。

もし、乳がんと診断された場合は、主治医から病状を正確に聞いて、治療の方法や順番をよく相談することが重要です。乳がんは、他臓器のがんと比べて個別化治療が進んでいます。それはサブタイプによって性質が異なるためです。ステージと言われる進行度だけではなく、女性ホルモンと細胞増殖因子に対する感受性の有無で４つのサブタイプに分類され、そのサブタイプによって治療法が大きく異なります。

ほとんどの場合、落ち着いて病状を理解して治療を選択する時間は十分ありますし、乳がんになっても乳房を失わない方法もあります。あわてないで主治医と治すこととご希望があれば形を保つことについて相談してみてください。

本書では患者さんやご家族に向けて、乳がんという病気の基礎的な情報から治療法の選択の考え方や実際の治療法、また手術後の療養期の過ごし方や注意点などについて、最新の情報を交えて豊富な図解を用いて紹介しています。納得のいく治療法を選択して、その後の人生の質をよりよいものにするために、本書をお役立ていただけるよう願っています。

２０２４年６月

東京医科大学乳腺科学分野 主任教授　石川 孝

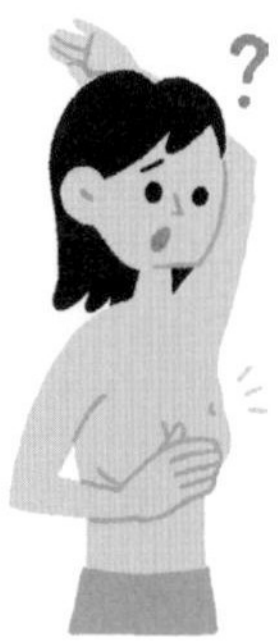

第3章 乳がん治療の実際

第4章 治療後の暮らしのヒント

参考文献

『乳がんのおはなし』（監修／河野範男、編集／石川 孝、堀口 淳　特定非営利活動法人ＪＯＮＩＥ）
『患者さんのための乳がん診療ガイドライン２０２３年版』（日本乳癌学会編　金原出版株式会社）
『国立がん研究センターの乳がんの本　改訂新版』（監修／首藤昭彦、米盛 勧ほか　小学館）
『メディカルノート』（https://medicalnote.jp/）

【装丁・本文・図解デザイン】　澤田かおり（トシキ・ファーブル）
【本文イラスト】　ふるやますみ
【編集協力】　ｃｏｃｏｎ
湊香奈子（カーブ）

第1章

乳がんって どんな病気？

乳がんは、女性では罹患率がもっとも高いがんですが、じつは治りやすいがんでもあります。自治体や勤務先での定期健診に加え、ふだんから自分のおっぱいに関心をもつ「ブレスト・アウェアネス」の習慣が早期発見に有効で、生存率の向上にも役立ちます。

女性がかかるがん第1位は「乳がん」

いまや9人に1人が乳がんになる時代

乳がんは、とても身近ながんのうちのひとつです。乳がんは、女性がかかるがんでもっとも多く、女性の部位別の罹患数では、第2位の大腸がんに大差をつけて、第1位です。

そもそもがんという病気が非常に身近な存在になっています。高齢化の影響もあって、日本ではがんの患者数が増加の一途をたどり、2019年の統計では、1年間にがんと新たに診断された患者さんは100万人に迫る勢いです。そして、がん患者全体のうち女性の患者は43万人余りですが、そのうちの5分の1以上が乳がんです。

ところが50年前の日本では、乳がんにかかる人はそれほど多くなく、生涯のうち乳がんを経験する女性は50人にわずか1人ほどでした。

しかし、現在では9人に1人が乳がんを経験するほど増え、年間9万7000人を超える女性が乳がんを告知されています。さらに、乳がんの患者数は毎年増え続けています。

このように患者数の多い乳がんですが、がんで亡くなる人でみると、乳がんはトップではなく、部位別に比較すると第5位にとどまります。つまり、乳がんになる人は多いのですが、治療により克服する人もまた多いのです。

乳がんは早期発見し適切に治療すれば、5年生存率は90%を超えます。いわゆる「治りやすいがん」ということができます。

また患者数の多い乳がんは、世界的に研究が盛んです。検査、治療薬、治療法も日々進歩しており、そういうことも治療成績の向上につながっていると考えられます。

罹患者が急増しているいっぽう、治りやすいがん

女性特有ともいえる乳がんは、近年増加の一途をたどっているが、死亡率や生存率のデータから治りやすいがんであることがわかる

女性の部位別がん罹患数と死亡数の比較(2019年)

部位別がん罹患数(人)

1位	乳房	97,142
2位	大腸	67,753
3位	肺	42,221
4位	胃	38,994
5位	子宮	29,136

国立がん研究センターがん情報サービス「がん統計」(全国がん登録)より

部位別がん死亡数(人)

1位	大腸	24,004
2位	肺	22,056
3位	膵臓	18,232
4位	胃	14,888
5位	乳房	14,839

国立がん研究センターがん情報サービス「がん統計」(厚生労働省人口動態統計)より

乳がん罹患リスクは11.2%で9人に1人の確率、死亡リスクは1.8%で57人に1人となっている

乳がん罹患者数の年次推移

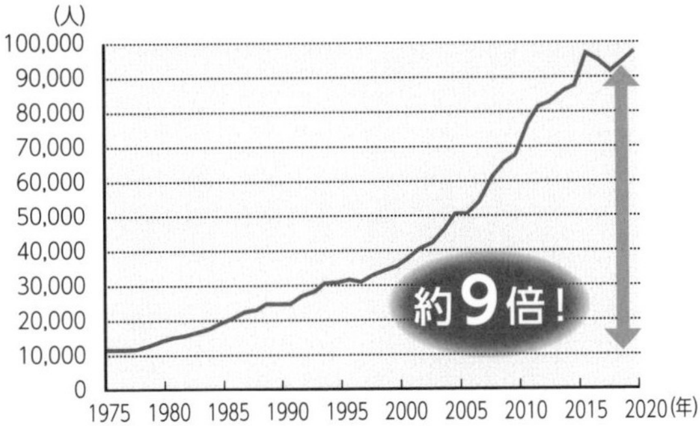

2000年代に入り、罹患者数が急増している。1975年と2019年を比較すると、約9倍にも

国立がん研究センターがん情報サービス「がん統計」(全国がん登録)、(全国がん罹患モニタリング集計(MCIJ))より

乳がんとそのほかのがんの5年相対生存率の比較

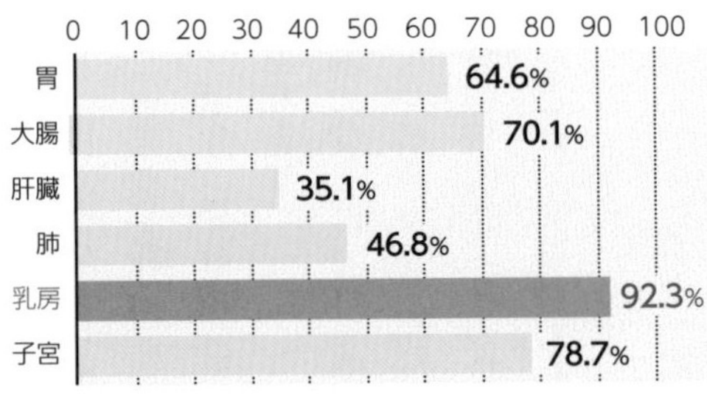

診断後5年の生存割合が、同じ性別・年齢分布の日本人全体の5年生存率の何%にあたるかを示したもので、数値が高いほど治りやすい。乳がんは90%を超えており、このデータからも治りやすいがんであることがわかる

全国がん罹患モニタリング集計 2009-2011年生存率報告(国立がん研究センターがん対策情報センター, 2020)、国立がん研究センターがん研究開発費「地域がん登録精度向上と活用に関する研究」平成22年度報告書より

日本の発症ピークは働きざかりと60代

乳がんにかかる人が日本の2~3倍もいる欧米では、閉経後の60代、70代の女性に多くみられます。一方、日本の場合はどうでしょうか？　左の図は、日本人の年代別にみた乳がん罹患率*をグラフに表したものです。

わずかですが、10代の患者もいます。30代になると患者数は急激なカーブを描いて上昇し、45歳~49歳でひとつめのピークを迎えます。一旦は減少しますが、60代で再びピークがやってきます。胃や大腸などの、ほとんどのがんは加齢にともなってかかりやすくなり、患者数は右肩上がりとなります。しかし、乳がんの多くは、女性ホルモンのひとつ、エストロゲンの影響を受けて増殖するという特性もあり、ほかのがんのように高齢になるほど増えるというわけではありません。

乳がんの最初の好発期である40代後半といえば、閉経にさしかかる時期でもあります。乳がんは、月経がある間は年齢とともに増加し、閉経後の60代後半から70代前半にかけて、もう一度患者数が増え、その後は徐々に減っていきます。近年、閉経後の乳がんが欧米なみに増える傾向にあります。

がんの部位別の割合では、高齢になるにつれて胃や腸、膵臓などの消化器系のがんが増える分、乳がんの割合は小さくなりますが、罹患数自体は減るわけではありません。閉経したからといってひと安心とはいかないのです。

乳がんの好発期である40代、50代といえば、仕事でも、育児、介護などでも頼りにされる働きざかりです。忙しさから自分のことを後回しにしてしまうと発見の遅れにつながりかねません。

健康診断を定期的に受け、体の変化に注意を向けることが大切です。乳がんの早期発見には、24頁で紹介するセルフチェックを含めたブレスト・アウェアネスも役立ちます。

用語解説

罹患率　一定の期間中に、特定の病気と新たに診断された人の人口に占める割合を表す数字。通常、1年間に人口10万人あたり何人いるかを示す。

乳がん罹患のピークは40代後半と60代後半

がんは全体的に加齢とともに罹患率が上昇することが多いなかで、働きざかりと閉経後にピークがみられるのが乳がんの特徴

乳がんの年代別罹患者数

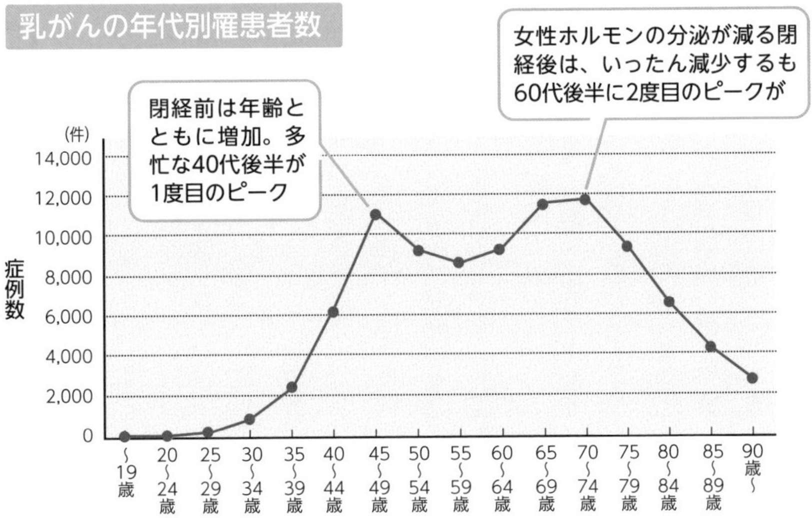

国立がん研究センターがん情報サービス「がん統計」(全国がん登録)より

年齢部位別がん罹患割合

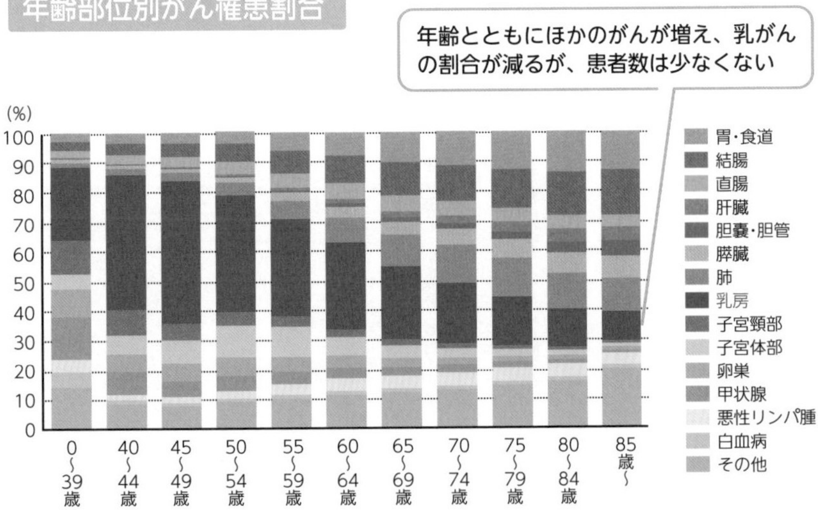

国立がん研究センターがん情報サービス「がん統計」(全国がん登録)より

乳がんにかかりやすい人とは？

乳がんのリスク要因

乳がんの危険性を高める要因、リスクファクターがある程度わかっています。

乳がんのリスクには女性ホルモンのうち、乳腺の発達や子宮内膜の増殖にかかわる働きをするエストロゲンがかかわっています。エストロゲンは女性の健康のためには必須のホルモンですが、さらされる期間が長いほど乳がんリスクが高まると考えられています。

女性ホルモンの主な役割は、妊娠・出産の機能とそのための体づくりで、エストロゲンの分泌もその影響を受けます。エストロゲンは月経の際に影響が強くなるので、初潮が早い、閉経が遅い、出産経験がない、高齢での初産などは発症リスクを高めます。反対に、妊娠中や授乳中は分泌が抑えられるため、出産経験が多いほどリスクは低くなるのです。ホルモン補充療法（34頁）でもエストロゲンレベルは高くなるので注意が必要です。

閉経前で高身長、閉経後で肥満*といった体型もリスクファクターとなります。エストロゲンは皮下脂肪でも分泌されるため、肥満で皮下脂肪が多いほど、エストロゲンが多く生成されるのです。

生活習慣では、飲酒や喫煙が、乳がんのリスクを高めます。

体質という面では、近親者に乳がんや卵巣がんの経験者がいる、自身が良性の乳腺疾患、卵巣がんにかかった場合も発症リスクを上昇させます。また、乳がん患者さんの一部は、遺伝的な要因が強く影響します（62頁）。

なお、リスクファクターが少ない人でも乳がんにかかることはあります。

用語解説
肥満　日本肥満学会では、BMI［体重（kg）÷身長（m）÷身長（m）］が25以上であると肥満としている。30以上で乳がんの発症リスクが倍増すると報告されている。

乳がん発症のリスク因子

乳がん発症に関連している因子には、エストロゲンのほかにもいくつか考えられているが、これらがあれば必ず発症するというわけではない。
また、男性も乳がんにかかることがある

エストロゲンレベル

- ☐ 初潮が早かった（12歳未満）
- ☐ 閉経が遅かった（55歳以上）
- ☐ 出産経験がない
- ☐ 初産が遅かった（30歳以上）
- ☐ 授乳経験がない
- ☐ 閉経後にホルモン補充療法を5年以上受けている

体質・体型

- ☐ 家族に乳がんや卵巣がんの人がいる
- ☐ 良性の乳腺疾患（46頁）にかかったことがある
- ☐ 糖尿病の既往がある
- ☐ 閉経前で身長が高い
- ☐ 肥満気味である

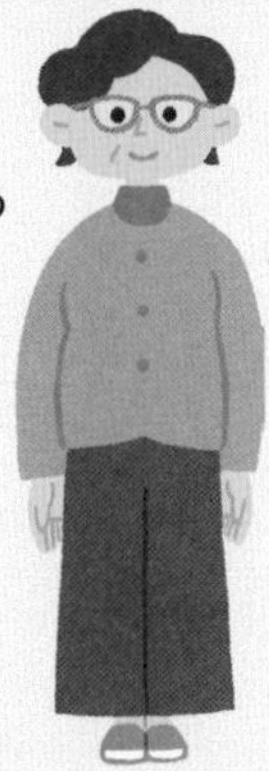

エストロゲンは肥満細胞からも分泌されるため、閉経後も肥満のある人は注意が必要

生活習慣

- ☐ 喫煙習慣がある
- ☐ 飲酒習慣がある
- ☐ 日常的に体を動かす機会が少ない

飲酒量の目安

日本酒	ビール	ワイン
2合	中グラス2杯	グラス2杯

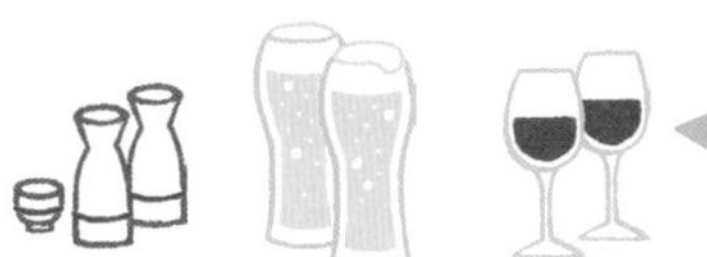

1日に左記の目安量以上飲む人は発症リスクが高くなる

女性のライフスタイルの変化と乳がん

晩婚・少子化や食習慣の変化が影響

乳がんの増加の背景には、ライフスタイルの変化があると考えられています。

かつては、出産年齢は今より若く、子どもの数も多かったのですが、現在は女性の社会進出が進んだこともあり、出産年齢が上がり、子どもの数も少なくなりました。

妊娠・授乳期間は月経が止まるため、エストロゲンの分泌が減少します。ということは妊娠・授乳回数が少ないと、エストロゲンの影響を受ける期間が長くなるということになります。出産経験の有無を比較した研究では、出産経験のない人の乳がん発症リスクは、出産経験のある人のおよそ2倍という報告もあります。

さらに、食生活の変化も関係があると考えられています。和食中心の食事から、肉類や乳製品多めの洋食へ、食事内容が欧米のものに近くなって久しくなります。

動物性脂肪の摂取量が増えたことと乳がんの関係に明確な結論は出ていないため、肉類を控える必要はありませんが、食の欧米化と乳がんの増加の時期は重なっているため関連はありそうです。

なお、食習慣という点で、大豆に含まれるイソフラボン*はエストロゲンと似た働きをするため、がんの増殖を促すと懸念されますが、わずかながら乳がんをよく食べる人のほうが、わずかながら乳がんの発症リスクが低かったという報告があります。ただし、イソフラボンをサプリメントで大量に摂った場合の効果や安全性は不明なので、食事で適量をとり入れるのがよいでしょう。

用語解説

イソフラボン　「植物のエストロゲン」と呼ばれるポリフェノールの一種。腸内細菌により変換された成分「エクオール」に乳がん抑制の可能性が認められている。

女性のライフスタイルの変化が乳がん増加に影響

少子化や出産年齢の高齢化、そして食生活の欧米化による肥満の増加などが影響している

女性の社会進出

高齢出産や少子化が進み、その結果エストロゲンにさらされる期間が長くなり、乳がん発症リスクを上げてしまう

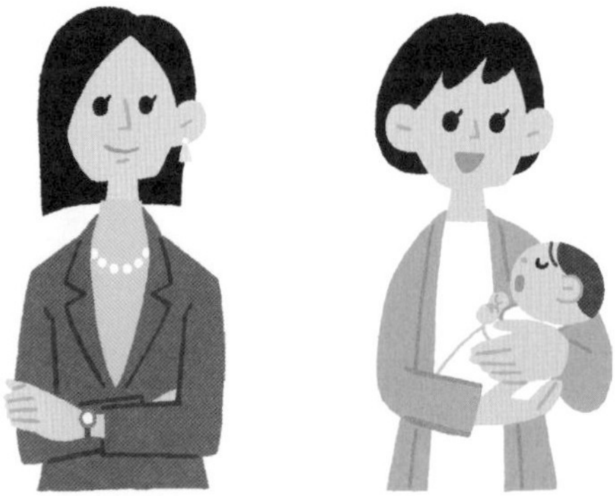

食生活の欧米化

約60年前と比較すると、米の消費量が減る一方で、畜産物や油脂類の消費が増えている

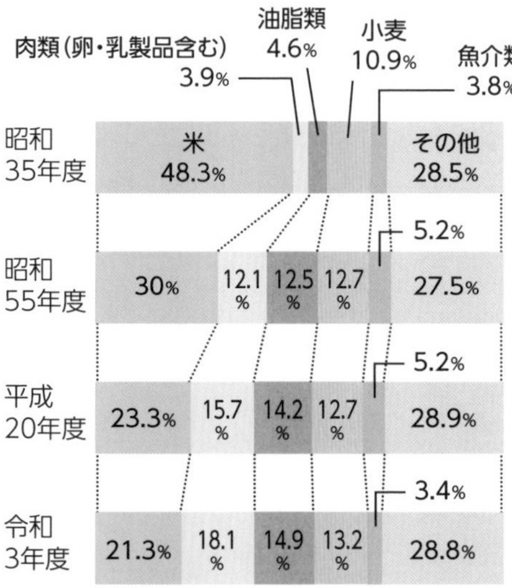

農林水産省「食料需給表」より

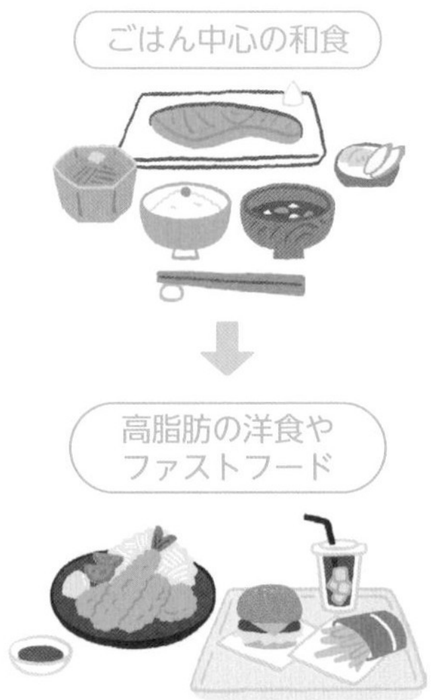

乳がんの症状とできやすいところ

乳がんは母乳が通る管にできる悪性腫瘍

乳房は、母乳をつくる「乳腺（にゅうせん）」を保護するように囲む脂肪や線維組織などの「皮下組織」から成ります。乳房の内部は血管や神経、多数のリンパ管が走っています。小葉（しょうよう）でつくられた母乳（乳汁）は、乳管を通って乳頭へ運ばれ、乳児の吸う刺激によって分泌されます。

乳管や小葉の上皮細胞*が異常な分裂を始め、増殖した悪性腫瘍が乳がんです。がん細胞は正常な組織を壊しながらじわじわと広がり、血液やリンパ液の流れに乗ってほかの部位へ移ることで、正常な体の働きを阻害していきます。

乳がんのほとんどは乳管に生じますが、約10％は小葉から発生します。乳腺はぶどうの房のような形状であるため、乳がんはどこにでもできる可能性があります。なかでも乳腺が放射線状に広がる部分で多く見つかります。乳房を乳頭を中心に4つ（内側上部・内側下部・外側上部・外側下部）に分割した場合、約半数が外側上部に発生することがわかっています。

しこりは、乳がんのもっともわかりやすい症状といえます。ほかにも、がん細胞の成長にともなって、脂肪組織の形が変わったり、線維組織が引っ張られたりすることで、乳房に左右差や皮膚の凹みが生じたり、片側の乳頭から血液の混じった茶色っぽい分泌物が出ることもあります。

乳がんは唯一、自分で見つけられるがんです。実際に、乳がん患者さんの半数以上が自己検診でしこりを見つけ、受診しています。乳がんは通常痛みをともなわないので、定期的に乳房に変化がないか注意を向けてみましょう。

用語解説　上皮細胞　からだの表面を覆う表皮、内臓の粘膜などを構成する細胞の総称。乳管では、内側の乳汁に接する面をいう。

乳房の構造とがんができやすいところ

乳房は、母乳をつくる小葉と母乳の通り道の乳管、脂肪組織からなる。乳管または小葉にできるがんが乳がんで、外側上部にできるものが多い

乳房の構造

乳腺

小葉と乳管を合わせて乳腺と呼び、乳頭から放射状に広がっている。ここにできる悪性腫瘍が乳がん

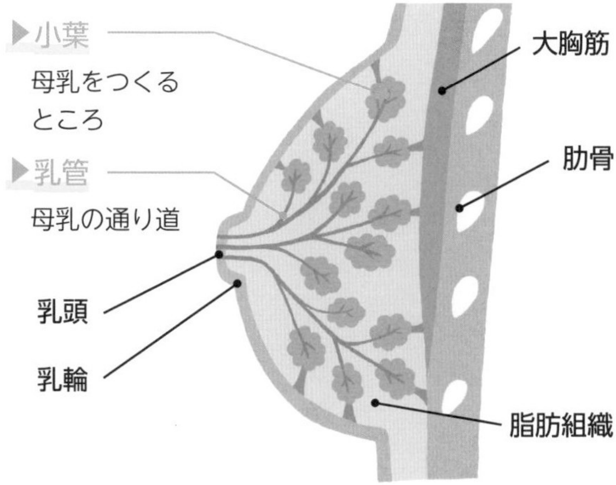

乳がんができやすいところ

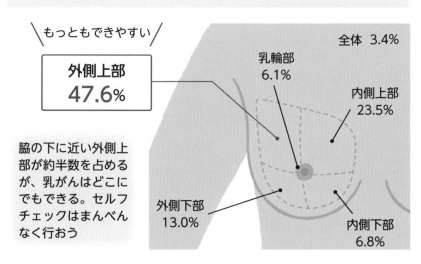

＼もっともできやすい／

外側上部
47.6%

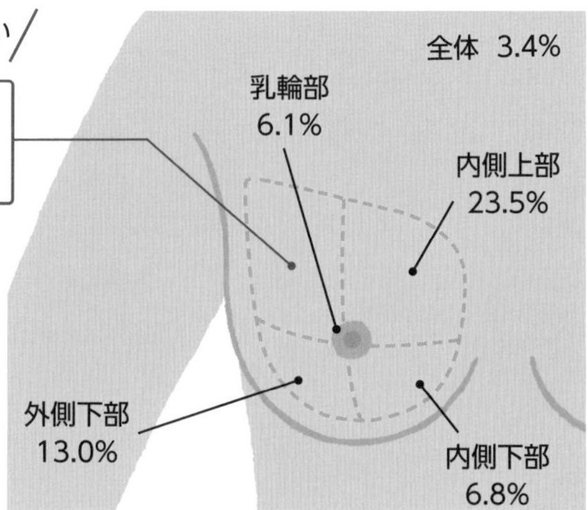

脇の下に近い外側上部が約半数を占めるが、乳がんはどこにでもできる。セルフチェックはまんべんなく行おう

全国乳がん患者登録調査報告第32号2000より

乳がんの広がり方

自分で気づける乳がんの多くが浸潤がん

乳房にできた悪性腫瘍は、その広がりによって「非浸潤がん」と「浸潤がん」に大別されます。

私たちのからだを構成する60兆個もの細胞は、つねに新しい細胞に入れ替わっています。新しく増殖した細胞はもとの細胞と同じ遺伝子（＝情報）を持って生まれてくるため、周囲の状況に合わせて増殖を調整しています。しかし、遺伝子が傷ついた異常な細胞、すなわち、がん細胞は、勝手に増え続け、歯止めがききません。

浸潤は、水がしみ込んでいくように、がん細胞が周りの組織に拡大する様子を表した言葉です。非浸潤がんとは、がん細胞が発生源となった乳管や小葉の内部にとどまっている状態です。超初期とされるこの段階ならば、がんを切除することで完治が見込め、転移や再発の心配はありません。

がん細胞が最初に発生した乳管や小葉の壁を突き破って周辺の組織へ広がると、浸潤がんと呼ばれるようになります。かなり進行したがんというイメージですが、じつは、自分でしこりに触れ、気づける乳がんのほとんどが浸潤がんです。浸潤がんであっても、浸潤が小さいうちに治療を始めれば、治る確率は高くなります。

浸潤がんも浸潤性乳管がん、浸潤性小葉がんのほかにも、粘液がん、管状がん、腺様のう胞がんなど、特殊なタイプがあり、治療法や予後が異なる場合があります。さらに、しこりを認めず、赤く腫れる症状が特徴の「炎症性乳がん」は、乳がん全体の0・5～2％と稀ですが、しばしば乳腺炎と間違われます。授乳中以外で乳房の赤みがあるときは、早めに検査を受けましょう。

非浸潤がんと浸潤がん

がん細胞が乳管や小葉内にとどまっているかいないかで大別され、治療方法もそれによって変わってくる

非浸潤がん

がん細胞が乳管や小葉内にとどまっている超初期の乳がんで、その部分を切除することで完治が見込める

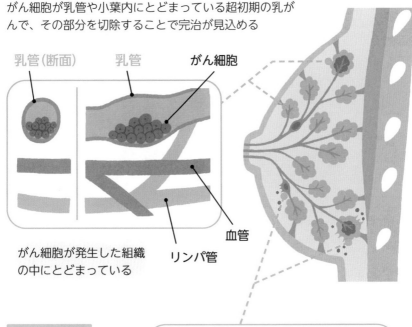

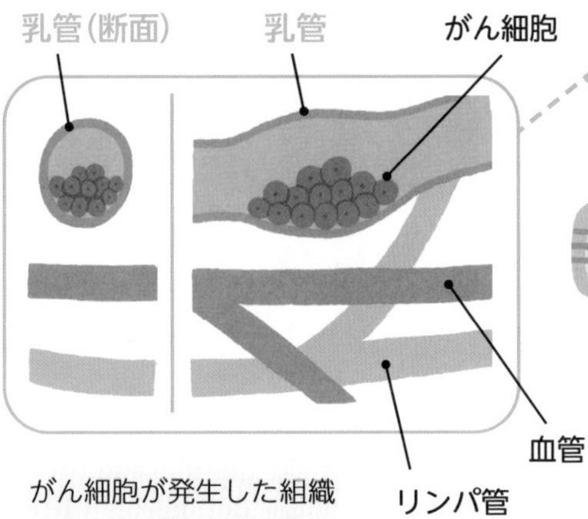

がん細胞が発生した組織の中にとどまっている

浸潤がん

がん細胞が乳管や小葉の壁を突き破って、周辺の組織に広がったもの。しこりとして感じられるのは、この段階になってから。発見が早ければ早いほど治療効果も高くなる

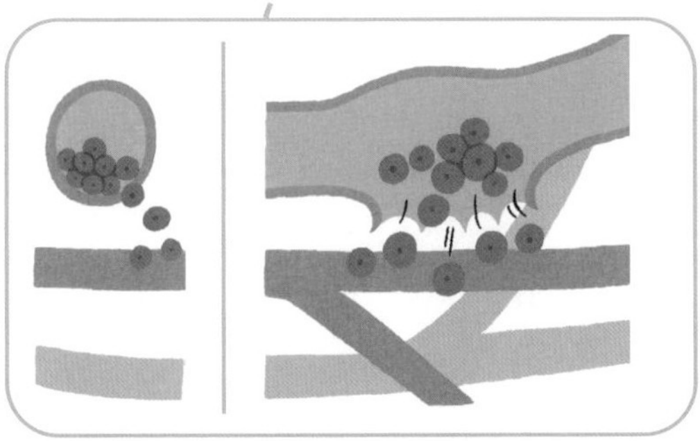

壁を破ってこぼれ出たがん細胞が、血管やリンパ管に入り込むことで転移がおこる

乳がんの転移とは？

がん転移は免疫機能によって阻まれる

がんは時間の経過とともに少しずつ広がっていきます。そして、がん細胞が発生した場所から血管やリンパ液に入り込んで移動し、離れた臓器で増殖する「がん転移」がおこるのです。がんが最初に生じた部位は「原発巣」、がんが移動した部位は「転移巣」として区別されます。転移したがんは、原発巣の臓器名で呼ばれます。たとえば、肺に転移した乳がんは「乳がんの肺転移」であり、肺がんとは性質が異なるので、治療法も違ってきます。

浸潤がんでは、転移の可能性が出てきます。乳がんの転移は「リンパ行性転移」と「血行性転移」があります。リンパ行性転移は、がん細胞がリンパ管に入り、わきの下や鎖骨の上などの乳房周囲のリンパ節へ転移します。血行性転移では、がん細胞は血液の流れにのって、遠隔臓器への転移が見られます。乳がんの転移しやすい部位は、骨、肺、肝臓、脳などです。

がんが進行するほど、転移のおそれが増しますが、血液やリンパ液に入ったがん細胞のすべてが転移をおこすわけではありません。そのほとんどはからだに備わる免疫機能などの働きで撃退されてしまうので、転移するのは少数です。

がん細胞の量が多い、少量でも悪性度が強い場合などに、生き残って流れついた場所で増殖すると考えられています。

転移したがん細胞は微細なので、１㎜以下の目に見えない初期は画像にも写らず、血液を調べても診断がつきません。ある程度の大きさになって、画像検査で見つけられるようになると転移が認められます。

乳がんの転移

がん細胞はリンパ管からリンパ節へ、血管から全身の臓器へと転移する。リンパ節転移がある場合は、血管からの転移もおこっていると考えられる

転移の経路は2つ

リンパ行性転移

がん細胞が周辺のリンパ管に入り込み、リンパ液の流れによって、乳房周辺のわきの下や鎖骨の上などにあるリンパ節へ到達し、そこから全身へと広がる

原発巣とは？

がんが最初に生じた部位のことで、転移した先は「転移巣」。肺に転移があれば「肺がん」ではなく「乳がんの肺転移」となり、原発巣である乳がんに対する治療がおこなわれる

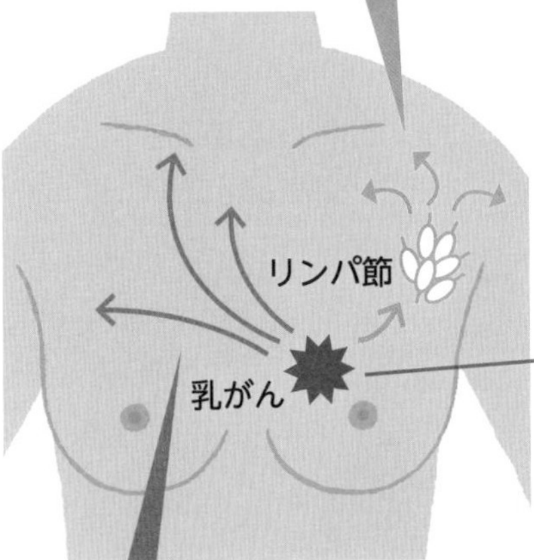

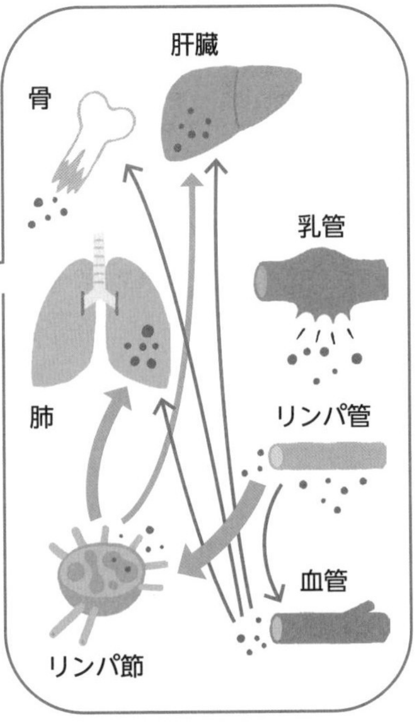

血行性転移

がん細胞が血管に入り込み、血流によって全身の臓器に広がる。とくに、骨、肺、肝臓、脳といった臓器に転移することが多い

『乳がんのおはなし 第6版』（特定非営利活動法人JONIE）より

乳がんを早期発見する

ふだんから自分の乳房に関心をもとう

これまでは医療機関で受ける乳がん検診の補助的な位置付けで、自分でおこなう「自己触診」が推奨されてきました。その目的はしこりの発見ですが、乳がんの早期発見において、一定の成果をあげています。しかし、触り方によってしこりに気づけなかったり、見つけても自分の判断でそのまま放置してしまうといった課題もありました。

最近では、乳がん対策として「ブレスト・アウェアネス」が世界的に注目されています。英語でブレスト（breast）は乳房、アウェアネス（awareness）は意識すること、気づいていることという意味で、日頃から自分の胸（乳房）に関心をもち、意識して生活しましょうと提唱しています。さらに、この習慣により医師に相談、病院での検査のハードルを下げ、乳がんの早期発見・診断・治療へつなげるという目的もあります。

ブレスト・アウェアネス実践のためのポイントは、次の4つです。

①乳房の状態を知るために、日常生活で乳房を見て、触って、感じる「乳房のセルフチェック」。
②自分の乳房の変化（しこりや乳頭からの血の混じった分泌物など）を知る。
③乳房の変化を自覚したら、早期に医師に相談。
④40歳になったら定期的に乳がん検診を受ける。

乳房のセルフチェックは、入浴や着替えの際に、習慣化しておこないましょう。乳房のかたちは千差万別で、乳首の色や触れた感触の違いなど、小さな変化に気づけるのは自分だけです。しこりがなくても、「いつもと違うな」と感じたら、たとえ些細な異変であっても、受診することがすすめられます。

ブレスト・アウェアネスを身につける

ブレスト・アウェアネスとは、個人でおこなう「自己触診」とは違い、自分の乳房に関心をもち、状態を把握して変化に気づくという考え方。
意識をすることで、乳がんの早期発見・早期治療につながる

① 触って、感じて、乳房をセルフチェック

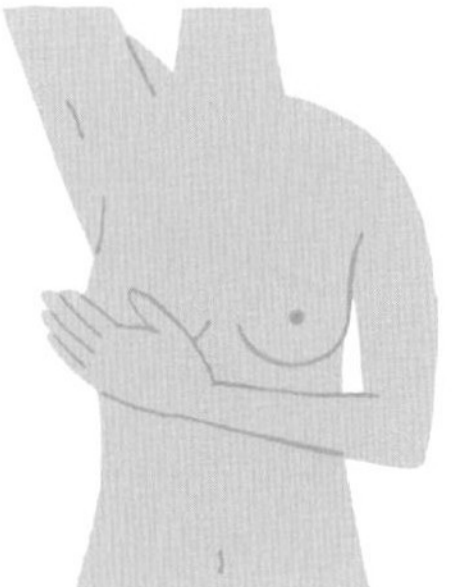

入浴時など、実際に手で触って乳房の状態をチェック。やり方やポイントは26〜27頁を参照

② 乳房の変化に気づく

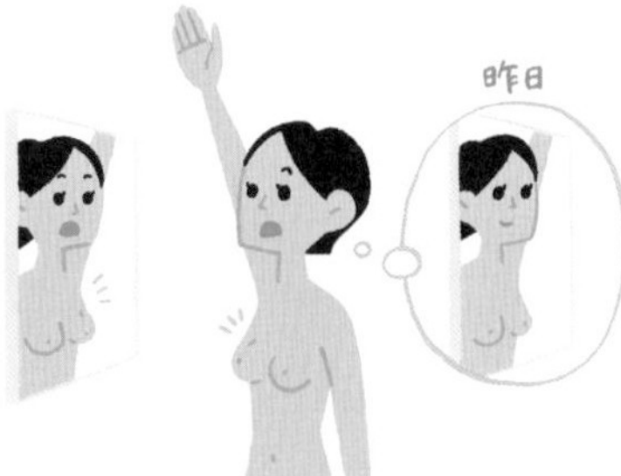

乳房を観察し、大きさや形の変化、えくぼのようなくぼみ、ひきつれ、ただれ、色の変化、分泌物の有無がないか、日々の変化をチェックする

ブレスト
BREAST
=
おっぱい(乳房)

アウェアネス
AWARENESS
=
意識

③ 早期に医師に相談

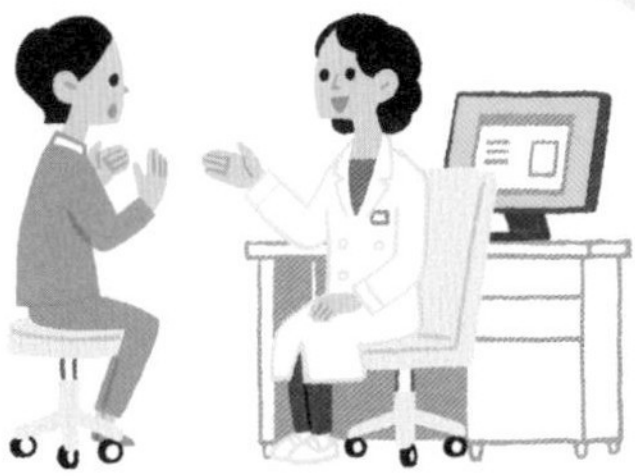

しこりがあった場合、しこりがなくても何か変化があれば、早めに医師に相談を。いつもと何か違うと感じたら、受診をためらわないこと

④ 40歳を過ぎたら定期的に検診を

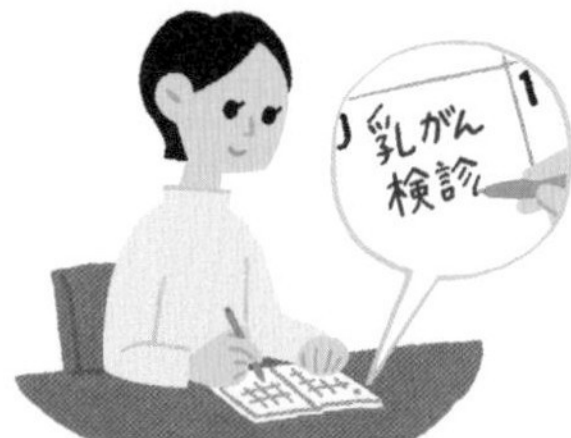

罹患率が高まる40歳を過ぎたら、定期的に乳がん検診を受診しよう。忙しいから、めんどうだからと後回しにしない

乳房のセルフチェックをやってみよう

自己検診は１ヵ月に１回を目安に。前回との比較がしやすいよう、セルフチェックノートをつくって記録しておくのもおすすめ

観察　鏡の前に立ち、手の位置や体の向きなどを変え、さまざまな角度から乳房を目でチェック。月1回のチェックだけでなく、毎日の入浴前などにおこなうとより変化を見つけやすい

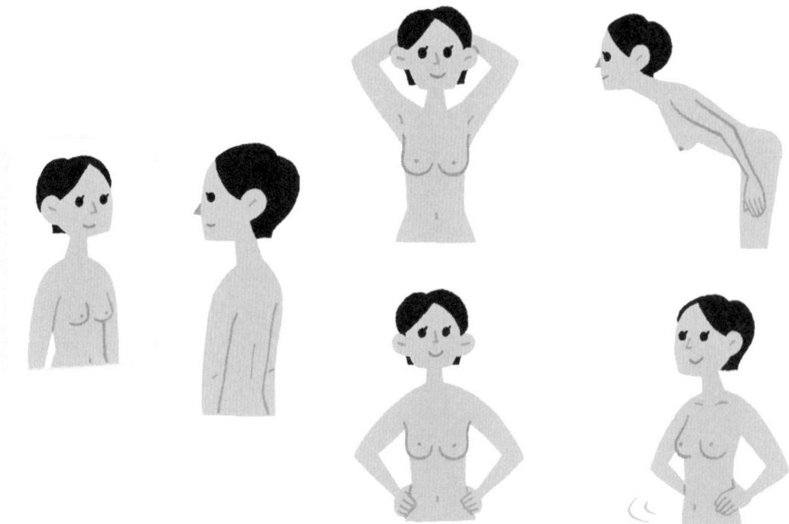

① 鏡の前にリラックスして立って見る

② 両手を頭の後ろで組んだり、腰に当てたりと上げ下げして見る

③ 前かがみの体勢や、体をひねった状態で見る

Check Point

- □ 腫れはないか
- □ 赤みなど色に変化はないか
- □ 左右差が目立ってきていないか
- □ ひきつれはないか
- □ えくぼのようなくぼみはないか
- □ ただれはないか
- □ かさぶたはないか
- □ 湿疹はないか

など

いつおこなう？

閉経後
毎月1日など、日にちを決めておこなう

閉経前
乳房の張りがなくなる月経後１週間後くらいに

触診

チェックする側の腕を上げ、親指以外の４本の指を使い、指の腹で押していく。このとき、強く押しすぎないよう注意を。入浴時に石鹸をつけておこなうと、凹凸がわかりやすい

触り方

乳頭を中心に以下のいずれかの方法で触り、乳房や乳頭を絞るようにして分泌物のチェックも忘れずに

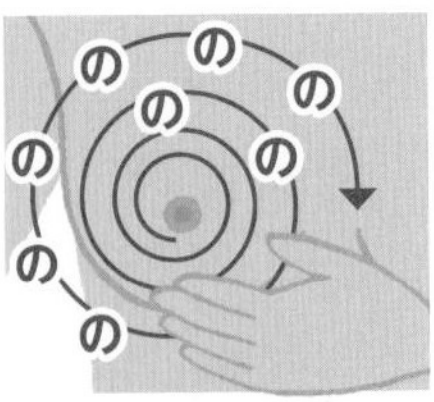

1円玉大の「の」の字を書きながら、乳頭から円を描きながら触る

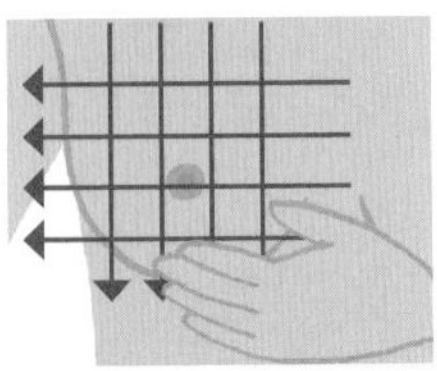

縦横平行に線を引くように触る

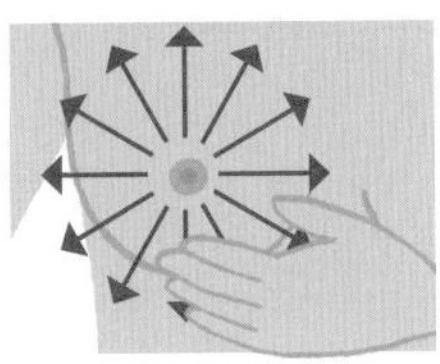

乳頭を中心に放射状に触る

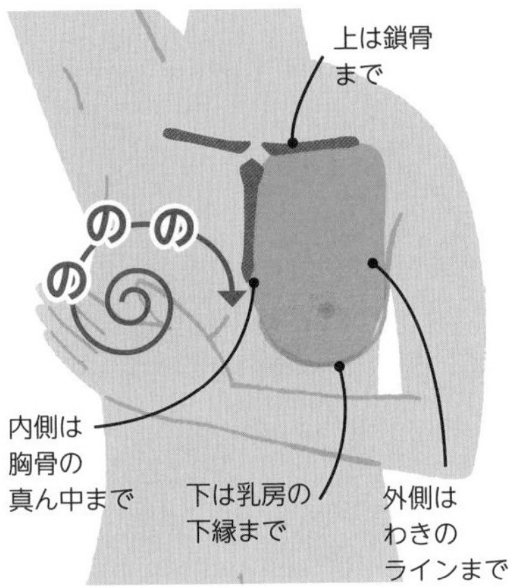

あお向けでもチェック

就寝前などに、あお向けの姿勢でもチェックを

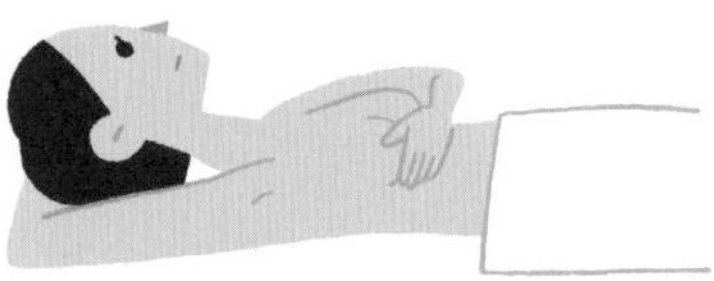

Check Point

- □ 表面だけでなく、少し押さえた状態でしこりがないか
- □ 乳房や乳頭を絞るようにしたとき、乳頭から分泌物がないか
- □ 分泌物に血液が混じっていないか

など

乳がん検診が命を守る

日本人女性の検診受診率は5割未満

先に紹介したブレスト・アウェアネスとともに、乳がん検診を定期的に受けることも大切です。

しこりとして触れにくいタイプの乳がんもあり、自己検診では1㎝以下の小さなしこりを見つけるのは難しいためです。

日本では1987年から視触診による乳がん検診がスタートしました。乳がんが増え始めた時期で、年間で乳がんと診断される人は約1万5000人、20人に1人の割合でした。その後も乳がんの増加に歯止めがかからず、2004年からは、乳がん専用のX線撮影装置を用いたマンモグラフィ検査（40頁）がおこなわれることになりました。

この検査により乳がんの死亡率低下が見込めます。先んじてマンモグラフィ検査の普及につとめた欧米では、乳がんの罹患率は上がっていても、亡くなる人の数が減少した国もあります。アメリカも好例のひとつで、今や約8割の女性が乳がん検診を受けるまでになりました。もともと患者数が多いため、乳がんという病気への関心が高く、早期発見の大切さを理解していることが、検診受診のモチベーションになっていると思われます。

対して日本では、現在でもしこりなどの症状が出てから病院へ行き、乳がんと診断されるケースが多く、検診受診率は5割未満です。一方で、自覚症状がないうちに検査を受けて乳がんがわかった人も2割ほどいます。その場合、8割以上が、しこりが2㎝以下の早期で見つかっています。日本人女性の多くが早期発見のチャンスを逃しているのは残念なことです。乳がんで亡くなる人を減らすには、マンモグラフィ検査の受診率を上げることが先決といえます。

データでわかる乳がん検診の大切さ

日本は欧米諸国に比べて、乳がん検診受診率が低い。
それは、欧米諸国に比べて死亡率が高いことに反映されているといえる

乳がん検診受診率の国際比較

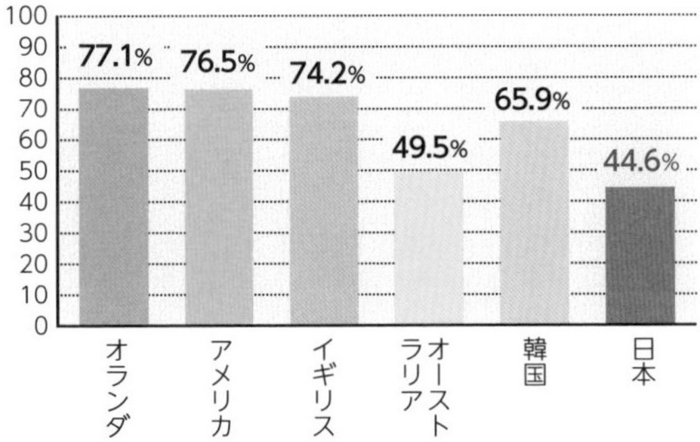

OECD Health Statistics 2022より2019年もしくは2020年の受診率

検診受診率の高いアメリカ、イギリスでは死亡率が減少傾向。受診率が5割を下回る日本は、死亡率が低いものの増加傾向に

乳がん死亡率の年次推移国際比較

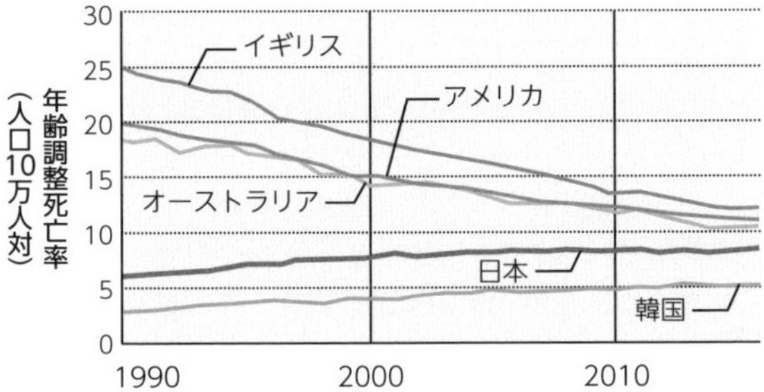

WHO Cancer Mortality Databaseより

検診で早期発見できれば、がんが小さい初期で見つけられる

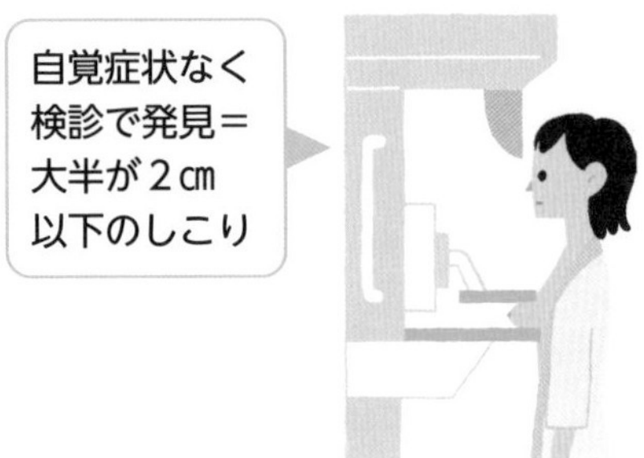

自覚症状なく検診で発見＝大半が2㎝以下のしこり

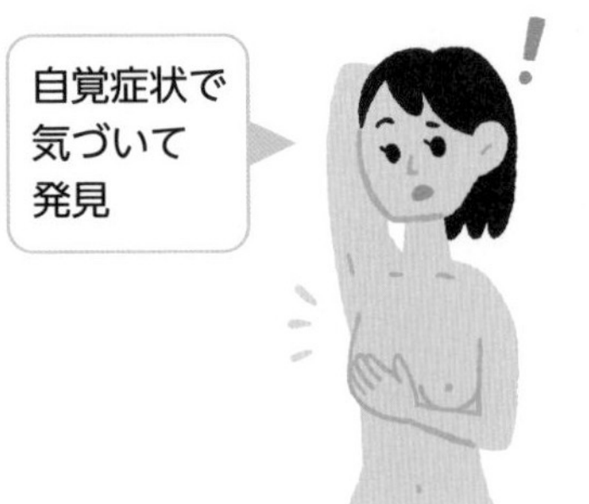

乳がん検診は早期発見につながる

乳がんの定期検診（住民健診）は、法定のマンモグラフィ検査が中心で、40歳以上を対象に2年に1回実施されています。

ほかには勤め先の法定健診のオプションで乳がん検診を受けられる場合もあります。検査内容や費用は企業ごとに異なります。

乳がんの家族歴のある人や、心配な人は任意の検診を検討してください。補助の対象とならない場合は、費用は自己負担となりますが、早期発見の確率が高くなります。

乳がんを初期で見つけることができれば、予後がよくなります。大がかりな手術が避けられたり、薬も少なくて済むなど、からだの負担、治療費を軽減できます。検査の結果、「異常なし」とわかれば、安心できます。

なお、2022年度の調査※では、乳がん検診で「要精密検査」となった割合は5・7%で、1000人の単位でみると、60人弱程度。しかし、そのデータによると、そのうちがんが見つかったのは約6%、約16に1人となります。

こうした結果を見ると、精密検査は大多数にとっては余分な検査となり、時間や費用、不安感を増やしたと考えることもできます。また、非浸潤がんの一部には、長年放置しても症状が出ず、命にかかわらない「治療の必要がない乳がん」もあります。こうしたものも見つけてしまうため、過剰診断にあたるとの指摘もあります。

とはいえ、法定の検診がおこなわれているのは、乳がんの早期発見という利益が確実に上回るからです。

早期に乳がんを発見するためには、ブレスト・アウェアネスも含めて、乳がん検診も非常に重要です。検診の結果、もし精密検査が必要といわれた場合は必ず早めに受けるようにしましょう。

※2022年度地域保健・健康増進事業報告より

乳がん検診の種類

乳がん検診には、市区町村がおこなう住民健診と、勤務先での企業健診、任意でおこなう人間ドックなどがあり、検査内容や費用、条件などは異なる

検診の種類	概要	対象	検査内容	受診方法	費用
住民健診	公共医療サービスとして、国民の乳がん死亡リスクを下げるためにおこなわれる	40歳以上の住民(女性)	厚生労働省のガイドラインに沿って市区町村が設定。基本的に問診とマンモグラフィ（視触診は推奨されない)	通常2年に1回で、通知が届いたら指定の医療機関に申し込む	補助あり(自己負担額は市区町村により異なる)
勤め先の健診(オプション)	法律が定める企業健診には含まれないが、希望者は任意で受けられる場合がある	勤め先による	勤め先による	勤め先で実施、または、指定医療機関に申し込む	場合によっては補助がある
人間ドック	医療機関が提供する医療サービスのひとつ。個人がリスクに応じて任意で受ける	希望者	問診、視触診、マンモグラフィ、超音波検査、MRIなど施設による	自分で希望する医療機関に申し込む	基本的に費用は自己負担

「高濃度乳房」の人は超音波検査が有効

小さいしこり、いわゆる早期のがんは、マンモグラフィや超音波（エコー）検査（42頁）などの画像検査でしか見つけられません。がんの疑いのある病変を発見し、疑いが否定できない場合は、細胞診や組織診などの検査がおこなわれます（44頁）。

マンモグラフィ検査は、乳房をくまなく調べられ、しこりの前段階「石灰化」（40頁）を、細かい点状の白い影として写し出せるのが利点です。反面、乳房と胸の筋肉の一部をアクリル板にはさんで撮影するため、乳房が張っていると、強い痛みを感じることがあります。また、腫瘍と乳腺は白く、脂肪は黒っぽく写ります。乳腺が発達している人は、全体が白く写るためがんが見えづらくなります。この場合、超音波検査の併用がすすめられます。

超音波検査では、乳腺は白く、腫瘍は黒く写ります。乳腺が発達していても腫瘍の有無がよくわかるので、40歳以下の張りのある乳房に適しています。しこりの性質や内部の様子まで調べられる効率のよい検査ですが、乳房をパーツごとに見ることになり、どの部分を調べるかは検査する人の判断にゆだねられます。また、良性の腫瘍を発見しすぎて、不要な精密検査まで増やしてしまうという指摘もあり、集団検診には積極的には用いられません。

乳房を構成する乳腺と脂肪の割合は、人それぞれ違います。脂肪が少なく、乳腺が多い乳房を「高濃度乳房」と呼びます。このタイプは、腫瘍も乳腺も白く写し出すマンモグラフィでは、がんが隠れてしまうおそれがあります。超音波検査の追加が有効ですが、病気ではないので保険の適応外となります。高濃度乳房は、やせて脂肪が少ない、乳腺が高密度な若い人によく見られ、欧米人よりも日本人に多いとされています。欧米では高濃度乳房の乳がん発生率はわずかに高いとの報告もありますが、日本人のデータは不十分なので、過度な心配は不要です。

年齢・乳房の状態と適切な検査

乳がん検診ではマンモグラフィや超音波（エコー）による検査がおこなわれるが、自分に適した検査方法を選んだり併用したりすることで検査の精度が上がる

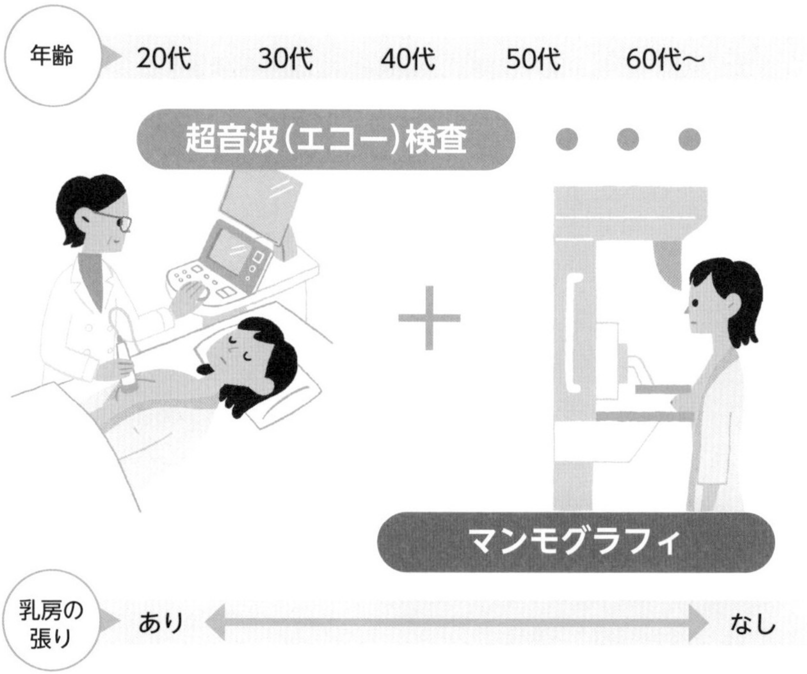

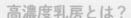

高濃度乳房とは？

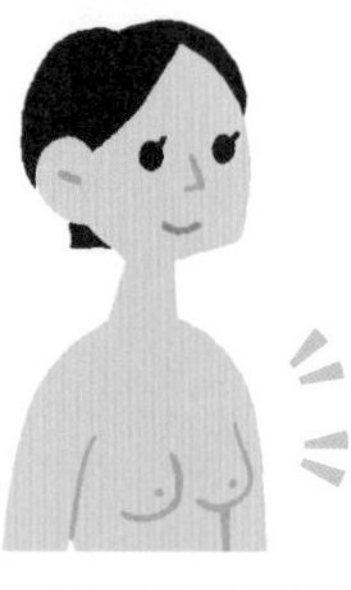

乳腺が発達した乳房のことで、脂肪が少なく張りのある若い乳房に多く見られる。一般的には高齢になるほど乳腺が目立たなくなるが個人差が大きく、授乳経験がなかったり閉経が遅かった人は、高齢でも張りが残っていることもある

Column

更年期障害のホルモン補充療法は慎重に

更年期は、閉経の前後約5年の10年間をさし、閉経は、最後の月経から1年以上月経がない状態です。この間、卵巣機能の低下にともないさまざまな症状が現れ、日常生活に支障が出る場合は「更年期障害」となります。

更年期障害の有効な治療法のひとつが「ホルモン補充療法」です。閉経により急激に減った女性ホルモン（エストロゲンやプロゲステロン）を飲み薬や貼り薬などを用いて外部から補う治療です。

これまではエストロゲンだけを補充するエストロゲン単独療法が主流でしたが、子宮内膜症の発症リスクを上げるという指摘から、エストロゲンとプロゲステロンの両方を補う併用療法が増えてきました。

気になる乳がんとの関連については、単独・併用ともにホルモン補充療法によって、わずかですが乳がんの発症リスクが増し、治療期間が長いほど、リスクが高くなることがわかっています。乳がん以外に、心疾患、脳卒中、認知症などのリスクファクターであるため、日本のみならず、ホルモン補充療法が普及している海外でも、安易にホルモン補充療法はおこなわないという流れになっています。受ける際は主治医に相談し、メリットとデメリットをきちんと理解したうえで治療を始めましょう。

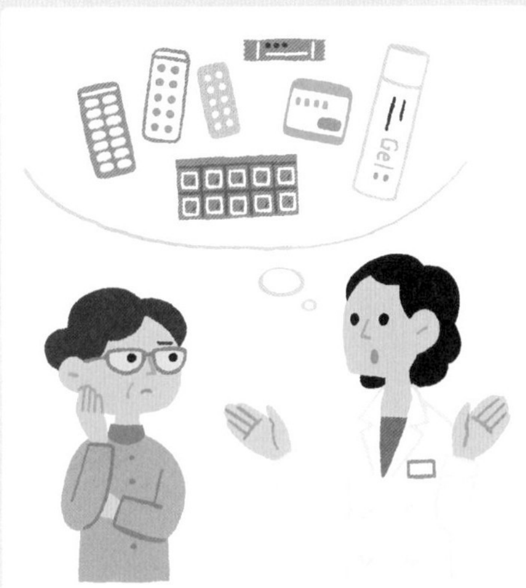

なお、乳がん治療中に更年期症状と似た不調がおこることがありますが、ホルモン補充療法は受けられません。そのため、別の方法で対処することになります。

第2章

乳がんの診断と治療法の選択

検診で乳がんの疑いありとなったら、画像検査や細胞診での精密検査をおこないます。乳がんの診断がつけば、がんの進行度をあらわす「ステージ」、性質をあらわす「サブタイプ」、また遺伝性乳がんの可能性などを調べ、治療方針を決定します。

「がんの疑いあり」と言われたら

不安だからこそ、早めに受診！

しこりや乳頭の分泌物など、乳房の異変に気づいたり、乳がん検診で再検査と言われたりすると「乳がんかもしれない」と心配になるでしょう。ひとりで悩まずに、できるだけ早く医師に相談してください。とくに再検査と言われたら必ず受診しましょう。

最近は受診前に、乳がんについて自分なりに情報収集される方が多いですが、インターネットで調べると、間違った情報も多く、不安な気持ちで検索するせいか、ネガティブな情報ばかりが目につきがちです。

じつは、しこりは良性の腫瘍であることが多く、万が一、乳がんだったとしても早期発見となったほうが治りやすく、治療の負担も軽く済みます。

病院の選び方は後述しますが、検査の受診先は、「乳腺外科」や「乳腺科」となります。乳がんは女性に多い病気のため、婦人科や産婦人科というイメージがありますが、女性の病気全般が専門で乳房の病気の専門ではありません。乳腺専門医、および認定医*のいる病院で診てもらうようにしましょう。

病院での検査は、年齢、症状で多少違いますが、基本は、問診・視触診→画像検査→病理検査という流れになります。個々の検査については次項からくわしく説明しますが、問診・視触診と画像検査は、乳がんを見つけるための検査、病理検査は細胞や組織を採取して検査する細胞診・組織診のことで、がんかどうか、また、どんな種類のがんかを診断するための検査です。

がんと確定診断された場合、MRI、CT、骨シンチグラフィ、腫瘍マーカーなどの追加検査をおこない、がんの広がりや転移、悪性度などを調べます。

用語解説　乳腺専門医・認定医　乳腺に関する知識や技術を持った医師。日本乳癌学会のホームページ（https://www.jbcs.gr.jp/）には、専門医・認定医に加え認定施設や関連施設も掲載されている。

検査の流れ

乳がんの疑いがあれば、「乳腺外科」「乳腺科」など、乳腺専門医・認定医のいる病院で、できるだけ早く検査をおこなうこと

セルフ
チェックで

乳がんかも？

乳がん検診で

↓

「乳腺外科」「乳腺科」を受診

問診・視触診・乳房超音波（エコー）・マンモグラフィ

＊年齢や症状により検査内容は異なる

↓

- **異常なし** → 2年に1回の乳がん検診
- **良性** → 経過観察
- **しこりはないが、乳頭に湿疹や分泌物がある** → 細胞診、乳管造影、乳管内視鏡、分泌物腫瘍マーカーなど
  - **悪性** → 乳がんの確定診断
  - **悪性の疑い** → 乳腺区域切除（分泌物が出ている乳管を切除し調べる）
    - **悪性** → 乳がんの確定診断
    - **良性** → 経過観察
  - **良性** → 経過観察
- **しこりがあり、画像上でがんの疑いあり** → 画像診断の追加、組織診、細胞診
  - **良性** → 経過観察
  - **悪性** → 乳がんの確定診断

乳がんの確定診断

がんの広がり・転移や性質を調べる検査（MRI、CT、骨シンチグラフィ、腫瘍マーカーなど）をおこない、治療法を確定

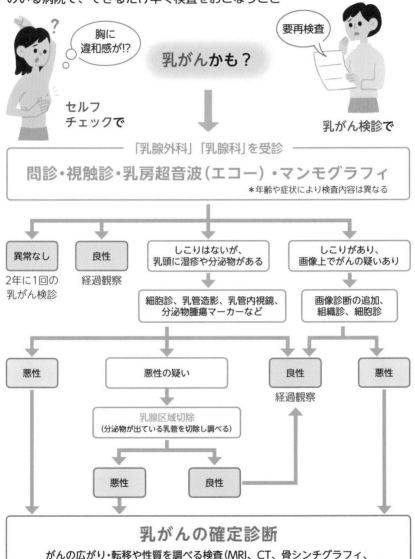

『乳がんのおはなし』（監修／河野範男、編集／石川 孝、堀口 淳　特定非営利活動法人JONIE）より

問診と視触診

乳房や月経の状態を整理して受診を

乳がん検査の入り口は、問診です。自宅でおこなったセルフチェックのメモを持参したり、あらかじめ左頁のリストにある内容をまとめておくと、診察に役立ちます。

問診ではまず、現在の状態を知るために、しこりや乳頭からの分泌物といった自覚症状の有無など、いつから、どのように始まったかを聞かれます。さらに、初潮の年齢や月経の状態から出産・授乳の経験、経口避妊薬（ピル）の服用やホルモン補充療法をおこなっているか、これまで乳房・婦人科系の疾患、乳がん以外にがんになったことがあるかという既往歴（病歴）も伝えるべき事柄です。

乳がん全体の15～20%は、遺伝に何らかのかかわりがあるとされています。なかでも、乳がんに関係している遺伝子に生まれつき変異があると、乳がんだけでなく卵巣がんにもなりやすいことがわかってきました。これを「遺伝性乳がん卵巣がん症候群」と呼びます（62頁）。母親や姉妹の近い親族に乳がんおよび卵巣がんになった人がいるかといった家族歴は必要不可欠な情報といえます。

視触診では、乳房を目で見て観察し、手で触れてしこりの状態を検査します。視診は、左右の乳房のかたち、大きさに差はないか、皮膚のひきつれや陥没、乳頭の変形などを確認します。触診で直接乳房に触れ、しこりのかたち、大きさ、硬さに加え、しこりの境目がはっきりしているか、しこりが動くかどうか、また、首やわきの下のリンパ節に腫れがないか調べます。乳房を圧迫したとき、乳頭から分泌物がある場合も要注意です。視触診は省略して画像検査をおこなう医療機関も増えています。

問診チェックリスト

問診では、乳房の状態のほか、月経に関すること、既往歴や家族歴などを聞かれる。あらかじめ内容を整理して受診するとスムーズ

乳房の状態をチェック

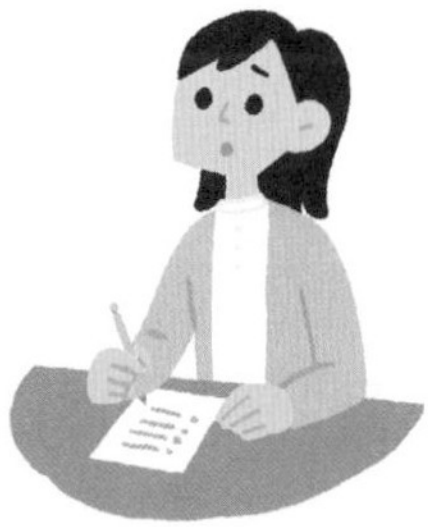

■しこりに気づいた時期　　年　月ごろから

■しこりの大きさの変化

あり（月経周期による・関係ない）・なし

■気になる乳房の状態

______

乳がんリスクをチェック

■初潮の年齢　　歳

■閉経の年齢　　歳

■出産経験　　あり（初産　歳、　回）・なし

■授乳の経験　　あり・なし

■経口避妊薬（ピル）の経験　　あり・なし

■ホルモン補充療法の経験　　あり・なし

■乳房の病気にかかったことがあるか　　あり・なし

■血縁に乳がん・卵巣がん・膵臓がんにかかった人がいるか

ある（乳がん・卵巣がん・膵臓がん）・なし

乳がんリスクをチェック

■月経周期　　日

■最近の月経　　月　日～　月　日

■豊胸手術の経験　　あり・なし

■これまでにかかったことのある病気や常用している薬など

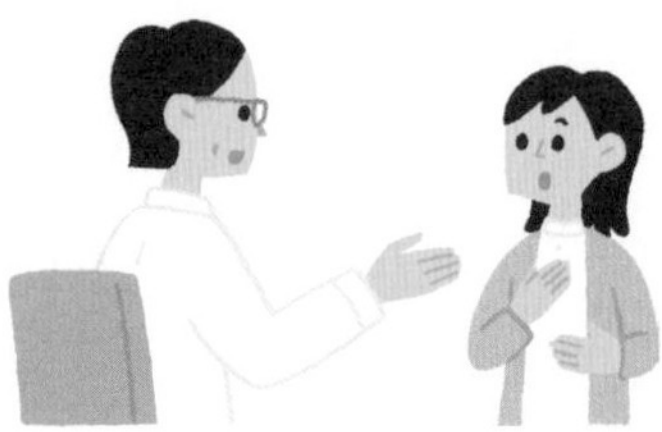

______

乳がんの検査① マンモグラフィ

乳房を薄く広げ、小さな病変まで発見

マンモグラフィは、乳房専用のX線撮影装置です。乳房を圧迫板というプラスチックの板と撮影台ではさみ、押し広げた状態で上下左右それぞれ2方向から撮影します。薄く平らにのばすほど診断しやすい写真となります。やや強めに圧迫するので多少の痛みはありますが、がん検査のなかでは、からだへの負担が比較的少ない方法といえるでしょう。

32頁でもふれていますが、マンモグラフィは、「腫瘤」や「石灰化」を写し出すことができます。腫瘤とは、腫瘍やのう胞などを含むしこりの総称、石灰化は、乳房の一部にカルシウムが蓄積したもので、どちらも良性・悪性があります。

腫瘍は大きくなれば、視触診でもわかりますが、ごく小さなしこりは画像で探すしかありません。ただし、良性腫瘍も白く写るので、がんの疑いがある場合、細胞診や組織診で確認します。

石灰化病変は、白い点として写ります。良性・悪性は、かたちや広がり方である程度判断することができます。たとえば、乳房全体に散らばっているものや大きなかたまりは、古い母乳のなごりや古い良性腫瘍が多く治療の必要はありません。一方で、石灰化が1ヵ所に集中している、もしくは、乳管に沿って線状や粒状に広がっている場合、悪性の疑いが高く、精密検査を要します。

マンモグラフィは、乳腺も腫瘍も白く写るので、乳腺が高密な高濃度乳房（32頁）は、がんが見えにくくなります。そのため、単独ではなく超音波との併用がすすめられます。高齢の場合、加齢とともに乳腺が脂肪に変わるので、マンモグラフィだけで十分であることも多いです。

マンモグラフィ検査方法と検査画像

乳がんの住民健診で必ずおこなわれ、乳がんの死亡率減少が認められている唯一の検査。自分では気づけない小さな病変も発見できる

検査結果のカテゴリー

カテゴリー1　異常なし
カテゴリー2　所見ありだが異常なし
カテゴリー3　がんを否定できない
カテゴリー4　がんの疑い
カテゴリー5　ほぼがんである

＊検診でカテゴリー3以上は再検査となる

マンモグラフィでの被ばく

マンモグラフィでの放射線被ばく量は、自然界と同程度だが、妊娠中の人は事前に医師と相談を

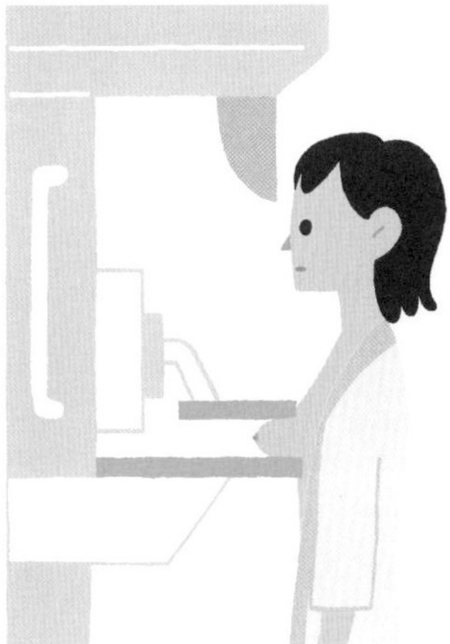

マンモグラフィ画像

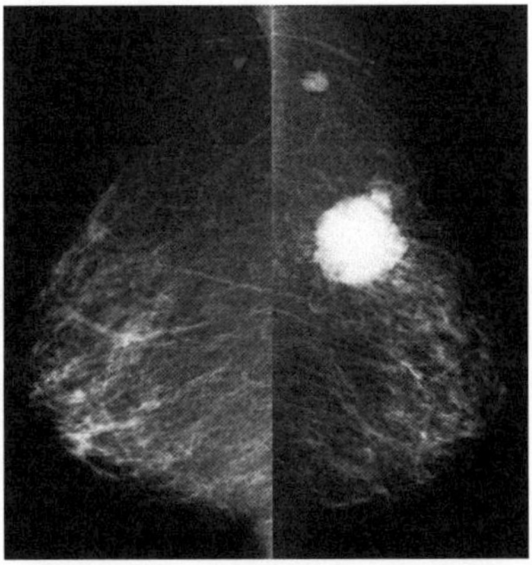

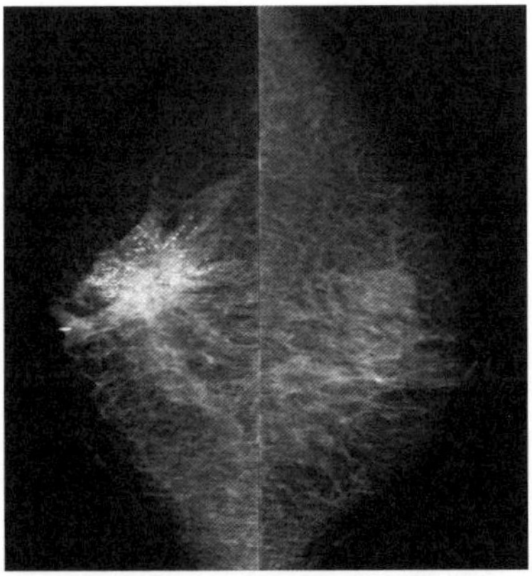

マンモグラフィの画像では、乳房内の組織が白く描出される。石灰化やしこりなどの病変を確認することができる。

制汗剤やパウダーなどが白い粒として写し出され、石灰化と間違われる可能性があるため、つけないか検査前に拭き取りを

乳がんの検査② 超音波（エコー）検査

乳腺が発達した張りのある乳房に有効

超音波検査では、乳房に周波数の高い音波を送り、はねかえる反射波（エコー）を画像化し、診断します。マンモグラフィと同じく病変の有無を判別するための検査ですが、検査にともなう痛みはまったくありません。

この検査では、乳腺は白く、腫瘍は黒く写り、小さな病変の検出にも有効です。病変の内部やかたち、硬さ、境目部分などの形状も検出しやすく、良性か悪性か、ある程度は見極めることができます。

乳房全体を見ることはできませんが、気になる部分を重点的に何度も調べられること、触診しながら検査できることも利点といえるでしょう。とくに組織診（44頁）をおこなう際は、画像に写し出したしこりに組織を採取するための針を正確に穿刺（せんし）するため、超音波検査画像が用いられます。

ベッドであおむけに寝た楽な姿勢で受けられるうえ、被ばくがないので、妊娠中や妊娠の可能性がある人、授乳中の人も安心です。また、乳房に痛みや炎症があってマンモグラフィ検査が困難な人、心臓ペースメーカーを持っている人、豊胸手術をしている人などにも使用できます。

とくに乳腺の発達した40歳以下の若い世代は乳腺が多く、マンモグラフィでは全体が白くなって見つけにくい病変が確認できることがあります。ただし、石灰化病変は、マンモグラフィのほうが検出しやすいとされています。また、良性・悪性は、超音波検査の画像からがんを見極めるには高い技術が必要とされています。そのため、経験豊富な検査技師や医師がおこなわないと、がんを見落としたり過剰な検査が増える可能性も指摘されています。

乳房超音波（エコー）検査方法と検査画像

超音波による検査は、痛みや被ばくの心配もなく、高濃度乳房の人のがんを見つけやすいというメリットがある

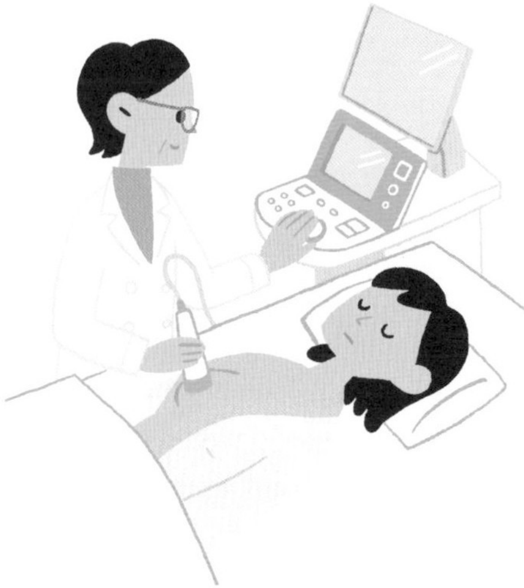

プローブ(探触子)に、すべりをよくするためのゼリーをつけて胸にあてる

超音波検査がすすめられる人

- 妊娠中もしくは妊娠の可能性がある人
- 乳腺が発達している若い人(高濃度乳房)
- 乳房に痛みや炎症があり、マンモグラフィを受けることが難しい人
- 心臓ペースメーカーをつけている人
- 豊胸手術をしている人

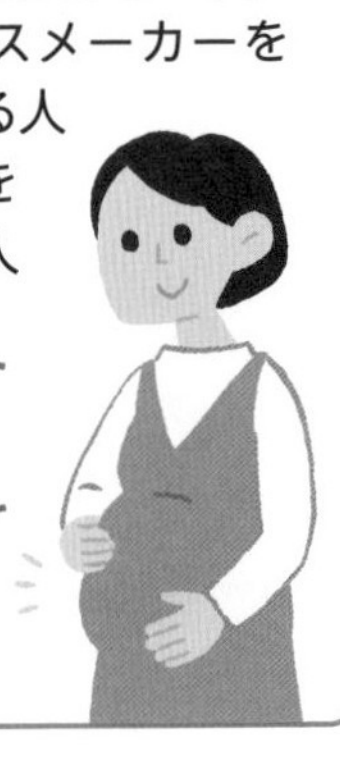

超音波検査画像

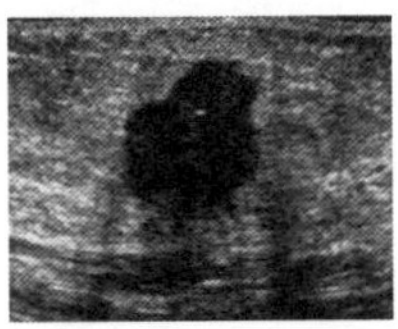

乳がんのしこり
境界がギザギザといびつ

黒く写っているのが、しこり部分。そのかたちや境界部分の状態によって、良性か悪性かをある程度判別することができる

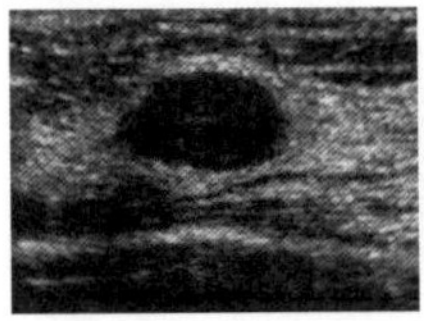

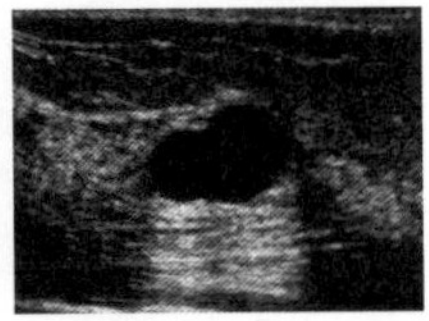

良性のしこり

乳腺線維腺腫（46頁)の例

のう胞の例。水分がたまったやわらかいしこりで、ほとんどが良性

乳がんの検査③ 病理検査

細胞診から組織診、そして診断へ

画像検査で病変が見つかった場合、良性か悪性かを調べる病理検査（細胞診・組織診）をします。病変部分から採取した細胞や組織を染色して顕微鏡でくわしく調べるもので、乳頭の分泌物から細胞を取り出して検査することもあります。

細胞診でよくおこなわれるのが穿刺吸引細胞診で、超音波検査画像を見ながら乳がんが疑われる部分に針を刺し、細胞を吸い出す検査法です。リアルタイムで画像を見ながらできるので、安全かつ正確な穿刺が可能です。

穿刺吸引細胞診は、細い針で検査するので、麻酔の必要はありません。患者さんにとって負担の少ない検査ですが、細胞診だけでは乳がんの判断がむずかしく、また、十分な量の細胞が採れないこともあり、確定診断に至らないこともあるため、最近は直接組織診をおこなうことが多いです。針生検とも呼ばれています。

使用する器具や方法によっていくつか種類がありますが、特殊な吸引機能のあるマンモトーム®という器具を使ったものは、マンモトーム生検ともいい、一度に大量の組織を採取することが可能です。局所麻酔が必須となりますが、切開はしないので傷口は小さく、縫合の必要もありません。

組織診では、良性か悪性かの判断に加え、がんの性質（サブタイプ）もわかり、これをもとに治療方針が決定します。

なお、組織診では診断が困難な場合は、切開してしこりそのものを取り出して調べる外科的生検がおこなわれることもあります。

細胞診と組織診で良性・悪性を判断

画像診断で乳がんが疑われた場合、細胞や組織を調べる病理検査をおこなう。いずれも検査時間は数分〜10分程度で、外来でおこなうことが可能

細胞診（麻酔なし）

- **穿刺吸引細胞診**
  超音波検査やマンモグラフィで病変の位置を確認しながら、細胞を吸引して採取
- **乳頭からの分泌液細胞診**
  乳頭からの分泌液中の細胞を調べる

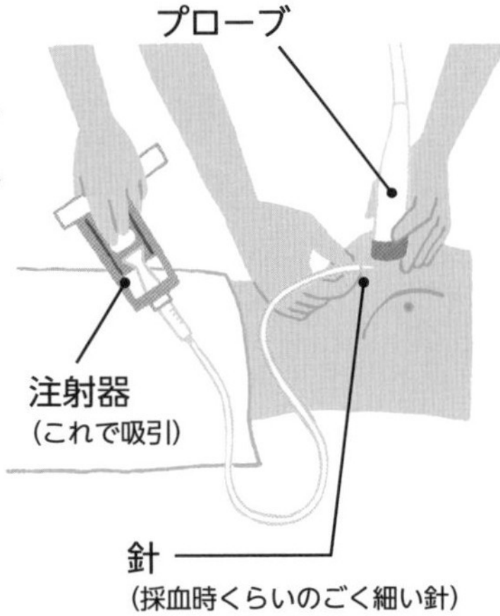

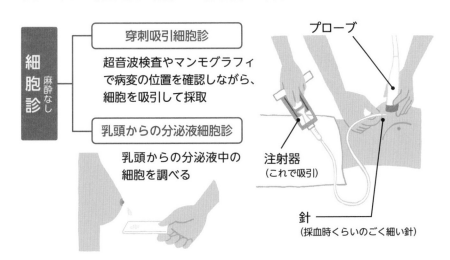

細胞診で乳がんの診断となった場合でも、通常は確定診断とサブタイプなど治療に必要な情報を得るために組織診をおこなう

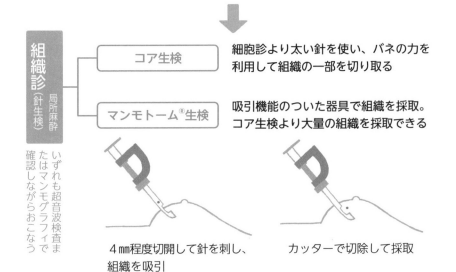

組織診（針生検）（局所麻酔）

- **コア生検**
  細胞診より太い針を使い、バネの力を利用して組織の一部を切り取る
- **マンモトーム®生検**
  吸引機能のついた器具で組織を採取。コア生検より大量の組織を採取できる

いずれも超音波検査またはマンモグラフィで確認しながらおこなう

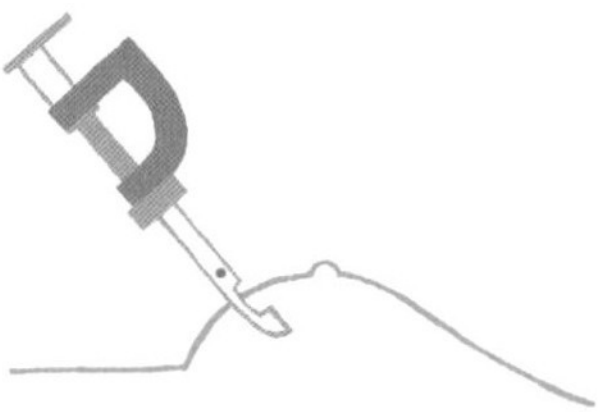

4㎜程度切開して針を刺し、組織を吸引

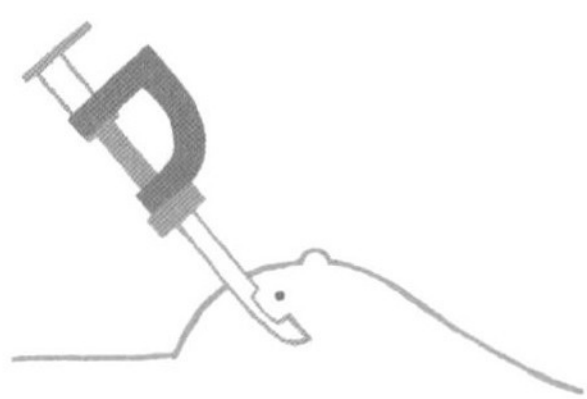

カッターで切除して採取

乳がんと間違えやすい病気

30代から増え始める乳房のトラブル

　ここでは乳がんと似た症状の病気を紹介します。
　まずは「乳腺線維腺腫」。乳房の代表的な良性腫瘍で、コロコロと転がるように動くのが特徴です。女性ホルモンと関連があり、多くは閉経後自然にしぼんでしまいます。線維腺腫はがん化しないため、診断されても経過観察となります。通常3㎝ほどで成長が止まりますが、大きくなるようなら、局所麻酔で腫瘍のみを切除するケースもあります。
　しこりが急激に大きくなったら「葉状腫瘍」かもしれません。初期は線維腺腫に似ていて、ほとんど良性ですが、なかには良性と悪性の中間や悪性もあり、手術で完全に取り除きます。再発しやすく、そのたびに悪性度が増すケースも少なくないので、取り残さないように、周囲の組織を合併切除することもあります。腫瘍の大きさによっては乳房の全切除になることもあります。この場合は、同時乳房再建手術[*]は保険適応です。
　乳がんはほとんど痛みをともなわないため、痛みのあるしこりは「乳腺症」であることが多いです。これは病名ではなく、のう胞や乳管内乳頭腫などを含む、乳房に生じる良性疾患の総称です。女性ホルモンの影響が大きく、症状も月経周期に合わせて変化します。閉経後は自然と治まります。月経と連動しないしこりは、病院での検査がすすめられます。
　乳腺に炎症がおこる「乳腺炎」の多くは、細菌感染が原因とされています。乳房が赤く腫れたり、痛みや膿、しこりなどの症状がみられます。多くは授乳期に乳腺内にたまった母乳が原因の「急性うっ滞性乳腺炎」ですが、乳頭から乳腺内に細菌が入り込む「化膿性乳腺炎」がみられます。

用語解説　同時乳房再建手術　乳房全摘術と同時に、切除した乳房のかたちを作る手術。

知っておきたい乳がんとよく似た病気

しこりや乳房の炎症があっても乳がんではない病気もある。乳がんと比較して以下のような特徴がみられるが、自己判断せず、異変を感じたり検診で指摘されたら必ず受診を

疾患名	かかりやすい年齢・時期	特徴	しこりの痛み	注意点
乳がん	40歳以上	●一般的にしこりは硬い ●しこりの境目がはっきりしている場合としない場合がある	なし	
乳腺線維腺腫	15～40歳代（とくに20～30歳代）	●しこりはコロコロとしていて、触るとよく動く ●3㎝以上になることはまれで、閉経後はしぼむ	なし	しこりが急激に大きくなる場合は、葉状腺瘍を疑う
葉状腫瘍	40歳以上	●しこりはコロコロとしていて、巨大化することもある ●なかには悪性のものもある	なし	再発をくり返す場合は、悪性化する可能性もあるため、手術を受けておいたほうがよい
乳腺症	30～40歳	●大きさが不揃いで境界が不明瞭な平らでかたいしこり ●女性ホルモンとのかかわりがあり、月経前に増大し、月経後に縮小する。閉経後に自然消失	あり	月経周期にかかわらず、しこりや血液のような分泌物がある場合は乳がんを疑い受診を
乳腺炎	出産直後～産後８週間程度	●乳管での乳汁の滞り、細菌感染による乳腺の炎症 ●赤い腫れ、痛み、膿、しこりがみられる	あり	腫れや炎症があるのに痛みがない場合は、炎症性乳がん（20頁）を疑う

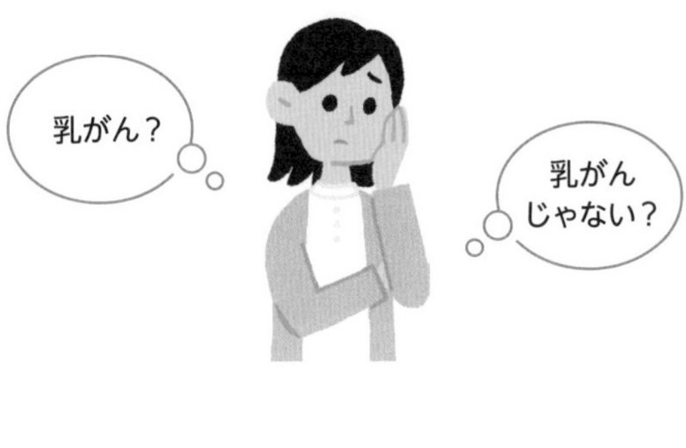

自己判断は禁物！

乳がんの診断がついたら

長いつき合いとなる病院選びは慎重に

医師から「乳がんです」と告げられたら、冷静ではいられないでしょう。しかし、こうしている間にも、世界中で乳がんの新たな治療法、新薬の研究が進んでいます。乳がん治療において一昔は10年ではなく5年、3年かもしれません。まずは、乳がんは治る確率が高いことを思い出してください。

また、「早く治療を」とあせる気持ちもあるでしょう。しかし、1個の乳がん細胞が1㎝のしこりになるまで、4～5年かかることが多いです。乳がんの多くは進行が遅いため、どの病院で、どのような治療を受けるかを考える時間は十分にあります。

乳がんと診断された病院に、日本乳癌学会が「乳がん治療経験が豊富」と認めた「乳腺専門医・認定医（36頁）」がいれば、多くはそのまま治療へ進みます。また、医師から近隣の病院やセカンドオピニオン（別の医師から意見を聞くこと）が受けられる病院を紹介してもらうことも可能です。自ら希望する病院があれば、紹介状を書いてもらいましょう。

最近では、手術は最新設備の整った病院、抗がん剤治療は専門病院というケースも増えています。全国どこに住んでいても、高レベルの医療が受けられるよう1人のがん患者さんを地域の複数の病院、診療所が連携して支えるしくみが整ってきました。

これが「地域医療連携」です。その中心となる「がん診療連携拠点病院」[*]には、院内に「がん相談支援センター」が設置され、がんに関するあらゆる相談を受けています。治療の悩みから生活支援、助成金の申請、患者会への紹介などもおこなっているので、病院選びをはじめ、迷うことがあれば、地域の拠点病院をたずねてみましょう。

用語解説　がん診療連携拠点病院　地域がん診療連携拠点病院348ヵ所、都道府県がん診療連携拠点病院51ヵ所、特定領域がん診療連携拠点病院1ヵ所、地域がん診療病院61ヵ所の計461ヵ所が指定されている（令和6年4月1日現在）

あせらず、どこでどんな治療を受けるか考える

がんがわかったら治療が始まる。どんな治療を受けたいか、どこで治療を受けるか、あせらず情報を集めて、よく考えてみよう

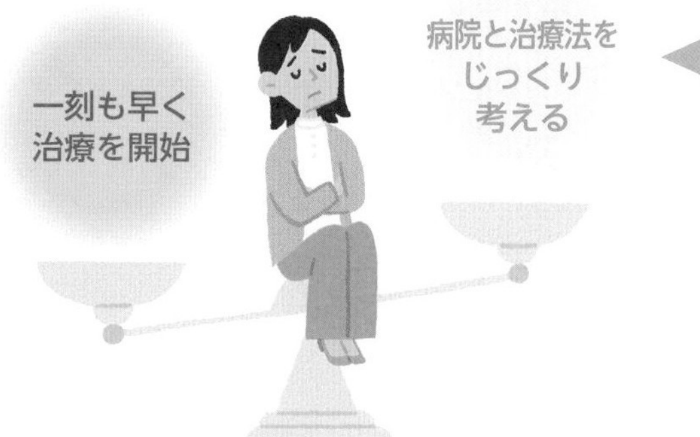
一刻も早く
治療を開始
病院と治療法を
じっくり
考える

乳がんの多くは進行が遅い

1個のがん細胞が1㎝のしこりになるまでには4～5年かかるため、治療を急ぐより、まずはどのような治療を受けるかを考えることが大事

地域医療連携

全国どこに住んでいても、高い医療が受けられるよう整えられた医療の連携システム。互いに情報を共有することで、適切な医療を提供するもの

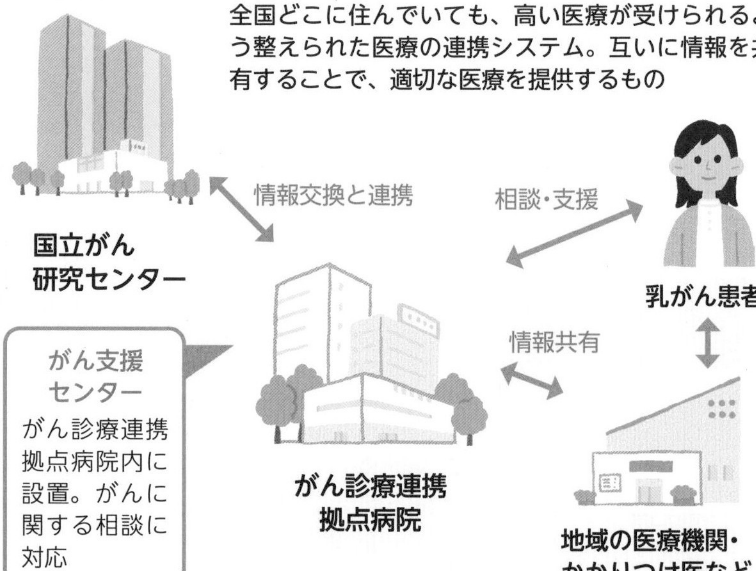

がん診療連携拠点病院はがん情報サービスのホームページで検索できる
https://hospdb.ganjoho.jp/

治療方針を決めるためのポイント

あなたの乳がんに最適な治療法がわかる

乳がんとひと口にいっても、タイプは人それぞれで、治療法もタイプによって異なります。その人に最適な治療方針を見極めるため、治療を開始する前にさらに検査をおこないます。

具体的には、乳房内での広がりや転移の有無、乳がんの進行状況（ステージ）を見るための画像検査（52頁）や、肝臓や肺、腎臓などの臓器に問題はないか全身の状態も調べる必要があります。

乳がん治療は、手術と薬物療法を基本とし、必要に応じて放射線療法を組み合わせます（68頁）。治療法としては3つですが、たとえば、乳がん手術だけでも、乳房を残す部分切除にとどめるか全切除するか、全切除なら乳房を再建するか、再建するならいつどのような方法にするかなど、治療には多くの選択肢があります。

また、これまで乳がんの手術後に抗がん剤治療という流れが一般的でした。しかし現在は、抗がん剤が必要な場合には、まず抗がん剤でがんを小さくしてから手術で切除するのが定石となっています。近年、がんの分類「サブタイプ」（58頁）の研究が進み、サブタイプにより乳がんの性質、適した抗がん剤とその治療効果を判断できるようになりました。そのため、サブタイプを軸に治療計画を立てます。最終的には、ステージ、年齢、からだの状態などを考慮して決定しますが、サブタイプがもっとも重要なポイントとなっています。

さらに、乳がん治療には、患者さんが治療中や治療後にどのようなライフスタイルを望むのかも大きくかかわってきます。自らの希望を伝えて治療方針を決めていきましょう。

治療方針を決めるポイント

がんの進行度や、性質（サブタイプ）、そしてからだの状態はもちろん、患者本人の希望も積極的に取り入れて、治療方針を検討していく

Point 1 がんの進行度

治療の流れや手術をおこなうかなどを決めるうえで必要な基本的な情報

- 腫瘍の大きさ
- 広がり（非浸潤がんか浸潤がんか、リンパ節転移の有無）
- 臓器への転移の有無（肺、肝臓、骨などの臓器に転移がないか）
- 病巣の数や位置、乳房内での広がり方　など

Point 2 がんの性質

サブタイプ（58頁）と呼ばれるがんの性質によって、どのような薬剤をどのタイミングで使うかを決定していく。手術後の病理検査によって得られる情報もある

- ホルモン受容体の有無
- HER2の有無
- がんの増殖能力
- がんの悪性度　など

Point 3 全身の状態

治療をおこなううえで、からだの状態もチェックする。妊娠中、ある種の膠原病など治療選択に考慮が必要な場合もある

- 閉経前か閉経後か
- 妊娠していないか
- 膠原病の有無
- 遺伝性乳がんの可能性
- アレルギーの有無
- 肝臓、肺、腎臓、骨髄などの臓器の機能
- そのほかの合併症　など

Point 4 患者の希望

病気を理解し、仕事や家庭生活など自分のライフスタイルに合わせて、主体的に治療方針を決めていこう

- 乳房の温存
- 乳房の再建
- 治療後の妊娠出産
- 再発リスクの低減を優先するか
- 治療期間や治療費
- 整容性をどの程度優先させるか　など

がんの広がりを調べる画像検査

乳房内、リンパ節、全身への広がりを確認

乳がんであると診断されたら治療を始める前に、MRIやCTなどの画像検査で、がんの広がり具合や、リンパ節、全身への転移の有無を調べます。

電磁波を利用するMRI（磁気共鳴画像診断）は、全身をあらゆる角度から撮影することが可能です。

乳がんの場合、マンモコイルという専用装置を設置しておこないます。寝台にうつぶせに寝て、2つの穴に乳房を差し入れた姿勢で撮影することにより、超音波では見られない精密な画像が得られ、より微細ながんも確認できます。また、造影剤を注射して体内に取り込むと、がん細胞が栄養を得るためにつくりだした新生血管が写し出され、病変の大きさや位置のほか、どの程度がんが広がっているかよくわかります。ただし、磁場を用いる検査のため、心臓ペースメーカーやインプラントなど体内に金属がある場合は受けられません。また、体質により造影剤（ガドリニウム）にアレルギー反応をおこすこともあり、注意が必要です。

X線を利用するCT（コンピュータ断層撮影）は、全身を薄く輪切りにしたような断面図が撮れます。乳房内にとどまらず、リンパ節、肺や肝臓などの臓器へ広がっているかを知ることができます。さらに広範囲への転移が強く疑われる場合は、全身を一度で調べられるPET-CT*が有効です。

このように、治療前の画像検査は、乳がん手術で乳房を温存することが可能か、どの位置からどれくらい切除するかなどの見極めにとても重要な検査です。

また、治療が始まってから、薬物療法がどの程度効いているかを確認する場面でも用いられます。

用語解説

PET−CT　がんが増殖する際、ブドウ糖を多くとりこむ性質を利用。ブドウ糖に似た物質（FDG）を投与し、特殊なカメラで撮影、がんの転移を調べる。

治療前に追加される画像検査

MRIやCTといった精密な画像検査で、乳房内でのがんの広がり、リンパ節や臓器への転移がないかを確認する

MRI（磁気共鳴画像診断）

マンモコイルを使用することで、電磁波を乳房の近くでとらえられ、一般のMRIに比べてより詳細な画像が得られる。また、被ばくもない

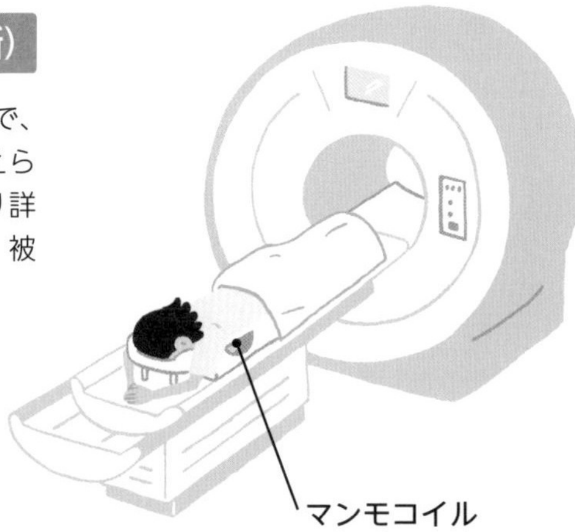

CT（コンピューター断層撮影）

X線カメラでからだを輪切りにした画像を撮影し、臓器への転移がないか、がんの広がりを調べる。乳がんの検査では、ヨード造影剤を用いたCT検査が一般的

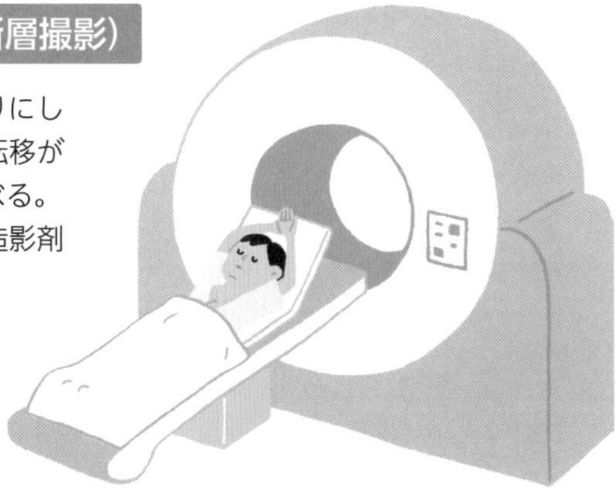

補足

そのほか、臓器や骨への遠隔転移を調べるのに有効なPET-CTや骨シンチグラフィといった画像検査があるが、進行度（56頁）がステージⅠまたはⅡの場合、転移している可能性が低いため、進行度が初期の場合ではすすめられていない

不要なリンパ節切除は避ける傾向に

私たちのからだには、余分な水分や老廃物を末端から中心部へ戻すリンパ管が張りめぐらされています。体液（リンパ液）が流れるリンパ管のところどころに豆のような節があります。これがリンパ節で、全身に300〜600個点在しています。乳房の周辺では胸骨や鎖骨のそばにもありますが、わきの下のリンパ節「腋窩（えきか）リンパ節」は、乳がんで最初に転移がおこりやすい場所です。

乳がん手術前の画像検査や細胞診・組織診で、リンパ節への転移が判明すれば、がんの切除手術の際に腋窩リンパ節を周囲の組織ごと摘出する「腋窩リンパ節郭清（かくせい）（94頁）」をあわせておこないます。

転移が明らかなら問題ありませんが、なかには実際にリンパ節の組織を調べなければ、転移しているかわからないケースもあります。

かつてはリンパ節への転移が不明でも、全身への転移・再発を防ぐ目的で、腋窩リンパ節郭清をおこなうのが標準的治療でした。しかし、わきの下の広い範囲を切除したことで、術後にリンパの流れが滞って腕や手がむくむなどの後遺症（リンパ浮腫）がおこりやすくなります。また、切除したリンパ節を調べた結果、転移が認められなければ、生活の質を損なうだけの不要な処置となってしまうのです。

現在は、術前の画像検査でリンパ節への転移が確認できない場合は、がん切除手術の際、わきの下のリンパ節を取り出し、術中に病理検査へまわして、すばやく転移の有無を確認する「センチネルリンパ節生検*（96頁）」がおこなわれています。この検査で転移が確認されなければ、腋窩リンパ節を切除しません。リンパ節へ転移がある場合原則的にリンパ節郭清をおこないますが、転移が微小（2㎜以下）であったり、一定の条件を満たす場合は省略しても生存率、再発率に影響しないため、郭清をおこなわないこともあります。

用語解説　センチネルリンパ節　がん病巣から直接リンパ流を受けるリンパ節のことで、がんのリンパ節転移が最初におこる場所。ここにがん細胞の転移がなければ他のリンパ節には転移していないと考えられる。

乳房周辺のリンパ節

乳房のまわりには多数のリンパ節が集まっているが、乳がんでは、わきの下にある腋窩リンパ節に最初の転移がおこる

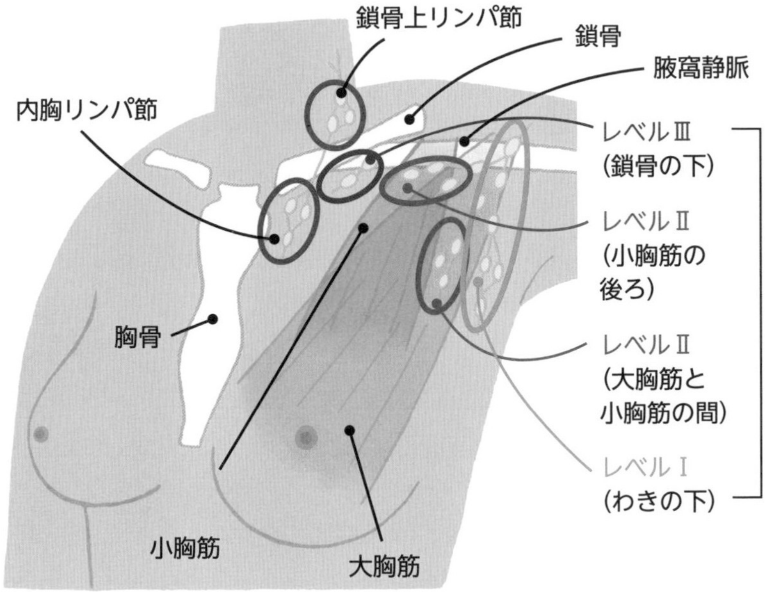

術前の検査でリンパ節転移がわからなかった場合は、手術中にセンチネルリンパ節生検がおこなわれる

センチネルリンパ節に2㎜を超える転移があっても、

- センチネルリンパ節への転移が2個以下
- 乳房温存手術をおこない、術後に腋窩を含む放射線照射を施行

の場合は、腋窩リンパ節郭清を省略できる可能性がある

腋窩リンパ節は、腕や乳房から心臓に向かって流れるリンパ液が通るところで、レベルⅠ～Ⅲの3つのまとまりに分けられる。リンパ節転移はレベルⅠから順におこるとされて、通常はレベルⅡまでの郭清がおこなわれる

がんの進行度を表すステージ

しこりの大きさ、転移の有無で分類

乳がんの「病期（ステージ）」は、しこりの大きさ、乳房内の広がり具合、リンパ節の転移の有無、臓器への遠隔転移の有無により大きく5段階に分けられます。がんの進行度を示すもので、治療方針を決める重要な要素のひとつです。しこり＝Tumor、リンパ節＝lymph Nodes、遠隔転移＝Metastasisの頭文字をとって「TNM分類」と呼ばれます。

がんのステージは、0期からⅣ期に分かれ、数字が大きくなるほど進行度が高くなります。自己検診や乳がん検診で見つかるのは、おもにⅠ期、Ⅱ期の段階です。

0期とⅠ期は「早期がん」で、完治が十分に期待できます。とくに0期はがんが乳腺内にとどまっている非浸潤がんのため、その部分を切除すれば、理論上完治となります。また、Ⅰ期は早期がんですが、浸潤がんであり、Ⅲ期以降は「進行がん」に分類されます。Ⅳ期は乳房から離れたところにがんの病巣がみられます。

0期からⅢ期は手術が基本で、Ⅰ期以降は薬物療法と組み合わせて治療します。がんが広がっているⅣ期は、原則として手術はおこなわず、薬によってがんの進行を抑える全身治療となります。

ただし、治療方針はがんのステージだけでは決められません。同じステージでも、サブタイプ（58頁）や悪性度によって治療の選択肢は異なります。さらに年齢やライフスタイル、本人の希望を加味し、決定します。現代の乳がん治療は、複雑化していますが、加速度的に進化しています。自分のステージやサブタイプをきちんと把握し、治療方針の決定に積極的に参加しましょう。

病期分類はステージ0～Ⅳ期

しこりの大きさや転移の状態によって、大きく0期からⅣ期の5段階、さらに細かくは9段階に分類される

	ステージ		しこりの大きさ	リンパ節や臓器への転移
非浸潤がん	0期		非浸潤	なし
浸潤がん	Ⅰ期	ⅠA期	～2㎝	なし
		ⅠB期	～2㎝	腋窩リンパ節に微小転移あり
	Ⅱ期	ⅡA期	～2㎝	腋窩リンパ節に転移あり
			2～5㎝	なし
		ⅡB期	2～5㎝	腋窩リンパ節に転移あり
			5㎝～	なし
	Ⅲ期	ⅢA期	～5㎝	腋窩リンパ節に転移があり周囲組織に固定されている、または内胸リンパ節に転移がある
			5㎝～	腋窩リンパ節または内胸リンパ節に転移あり
		ⅢB期	しこりの大きさや転移は問わず、しこりが胸壁や皮膚に進展している。炎症性乳がんも含まれる	
		ⅢC期	しこりの大きさは問わず、腋窩リンパ節と内胸リンパ節の両方に転移がある、または鎖骨上・下リンパ節に転移がある	
	Ⅳ期		しこりの大きさ・リンパ節の転移を問わず、他の臓器への遠隔転移がある	

『臨床・病理 乳癌取扱い規約 第18版』(編集/日本乳癌学会)金原出版, 2018より作成

治療方針を決める要はサブタイプ

カギとなる3つの因子

ひとくくりに乳がんといっても、ゆっくり進行するおとなしいタイプもあれば、活発に増殖するやっかいなタイプもいます。

際限なく増殖をくり返し、全身へ広がっていくというがんの性質は同じでも、増殖・進行のスピード、女性ホルモンの影響の受け方は個々の乳がんに差異があるわけです。

近年、乳がんをタイプ別に大きく4つに分けるサブタイプ分類に注目し、ステージで表されるがんの進行度（56頁）とともに、治療方針を見極めるための重要な目安となっています。

この研究が進んだことで、乳がんのタイプごとにもっとも効果的な薬物療法を選択できるようになり、患者さんの負担も軽減されています。

サブタイプを調べる際は、乳がんの確定検査で採取、もしくは手術で切除したがん組織を用いた病理検査で調べていきます。

具体的には、特殊な染色を使って、その有無や発現の程度を確認していきます。タイプ分けのカギとなるのは次の3つの因子です。

①「女性ホルモン受容体」がみられると、女性ホルモンの刺激により増殖するがん。

②「HER2（ハーツー）」が細胞の表面に過剰に現れていると、活発に増殖し、進行スピードが速いがん。

③「Ki67」が多いがん細胞は、増殖能力が高い。進行が速く、再発しやすいがん。

この3つの因子の組み合わせによって、次項で解説しているように4つのサブタイプに分類されます。

がんの性質を見極めるための３つの要素

治療法を決定するうえで重要ながんの性質・サブタイプを判別するには、病理検査でホルモンの感受性、がん細胞の増殖能などを調べる

免疫組織化学法

採取した組織に特殊な染色をおこなって、特定の物質を可視化する検査方法。この方法では、がん細胞の増殖にかかわる因子（女性ホルモン受容体、HER2、Ki67）が茶色に染まる

女性ホルモン受容体

(エストロゲン受容体:ER、プロゲステロン受容体:PgR)

女性ホルモンの受容体であるエストロゲン受容体とプロゲステロン受容体の発現が高いと、女性ホルモンのエストロゲン、プロゲステロンと結びつき、がん細胞の増殖を刺激してしまう

HER2

(Human Epidermal Growth Factor Receptor type2)

HER2とは、ヒト表皮成長因子受容体２型のことで、細胞の表皮に存在している。細胞増殖に関与し、増えすぎると増殖の制御がきかなくなるため、乳がんの進行を速めると考えられている

Ki67

細胞の増殖能の指標となるタンパクで、増殖細胞の核に存在する。増殖する能力が高いほど悪性度が高いとされており、Ki67の発現割合が高ければ悪性度の高い乳がんといえる

乳がんは4つのサブタイプに分けられる

乳がんのサブタイプは、特殊染色である免疫組織化学法（59頁）という方法で、染まった部分の広がりや数から陽性、陰性を判定し、ルミナルタイプ、HER2タイプ、ルミナルHER2タイプ、トリプルネガティブの4つに、ルミナルタイプは増殖度によってA・Bの2タイプに分けた5つの分類となります。

タイプ分けをおこなう際に、まずチェックすべきなのがホルモン受容体です。女性ホルモンはエストロゲンとプロゲステロンの2種類があり、それぞれの受け皿となるエストロゲン受容体（ER）、プロゲステロン受容体（PgR）を調べます。

女性ホルモン受容体が陽性であれば、女性ホルモンの影響を受けやすい性質のルミナルタイプとなります。乳がん全体の7割を占め、ホルモン療法が有効とされます。

ルミナルタイプのなかでも増殖能力の目安となるKi67の発現程度や組織学的な悪性度によってA・B2つのタイプに分けられます。発現が低いか、みられないものはルミナルAタイプ、発現が高いものはルミナルBタイプとされます。

HER2が高発現であるタイプは、乳がん全体の20％程度を占めます。

そのうちホルモン受容体が陰性のものをHER2タイプと呼び、分子標的薬を含む抗がん剤治療がおこなわれます。

また、HER2タイプのなかでホルモン受容体が陽性のものはルミナルHER2タイプと呼び、全体の約10％にみられます。ホルモン療法と分子標的薬を含む抗がん剤治療（化学療法）による治療が基本となります。

女性ホルモン受容体、HER2のいずれも陰性の場合はトリプルネガティブと呼ばれ、抗がん剤や免疫チェックポイント阻害薬による治療となります。

乳がんのサブタイプ分類

乳がんのサブタイプは大きくは４つ、詳細には５つに分類され、女性ホルモンがかかわるルミナルタイプが大半を占める

サブタイプ		ホルモン受容体	HER2	ki67	特徴		主な治療法
ルミナル	A	あり	なし	低い	進行がおだやかで、比較的おとなしいがん	治療後5年目以降に再発することがある	ホルモン療法
	B	あり	なし	高い	増殖力が高く、治療が複雑		ホルモン療法 抗がん剤治療
HER2		なし	あり	―	進行は速いが、特効薬の登場により治療効果が上がっている		分子標的治療 抗がん剤治療
ルミナルHER2		あり	あり	―	増殖が活発。増殖のメカニズムが複雑でおとなしいとも危険ともいえない		ホルモン療法 分子標的治療 抗がん剤治療
トリプルネガティブ		なし	なし	―	ほかの３タイプに該当しないものがすべて含まれる		抗がん剤治療 免疫チェックポイント阻害薬 PARP阻害薬（126頁）

サブタイプの割合

乳がんのサブタイプをおおよその割合でみると右図のようになる。ホルモン受容体陽性・HER2陰性の特徴をもつルミナルAとルミナルBの２つで、全体の約70％と大半を占める

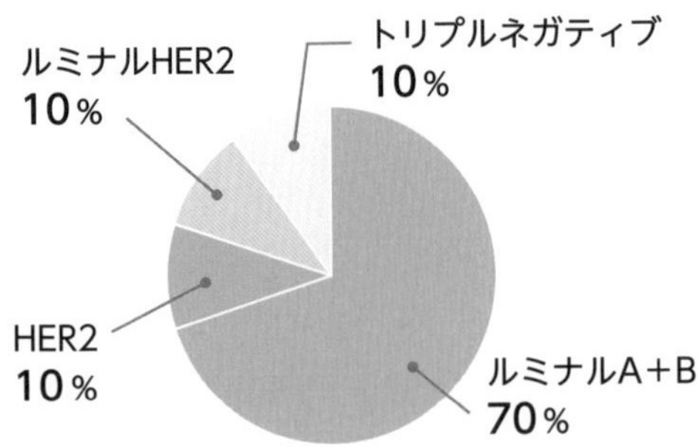

遺伝性乳がん

生まれもった遺伝的な体質も原因に

乳がんの発症にはさまざまな要因がありますが、そのひとつに遺伝的要因があります。この「遺伝性乳がん」は、乳がん全体の5～10％を占めることがわかっています。

母親や姉妹など血縁関係の近い親族に乳がん経験者がいる場合、いない場合と比較して発症リスクは2倍、祖母やおば、孫、めいにいる場合は1・5倍になるといわれています。乳がん経験者との関係が近いほど、また、その人数が多いほどリスクは高くなります。

乳がんの発症にかかわる代表的な遺伝子にBRCA1、BRCA2があります。これらは、だれもがもっている遺伝子で、傷ついたDNAを修復する役割をもちます。しかし、遺伝子に病的変異があると、その働きが機能せず、がん細胞が生じやすくなると考えられるのです。

BRCA1、BRCA2に病的な変異がみられると、乳がんだけでなく、卵巣がんの危険性も増すことから「遺伝性乳がん卵巣がん症候群」といわれています。さらに膵臓がん、男性の乳がんや前立腺がんも発症しやすくなります。

遺伝性乳がんである人の特徴としては、血縁者に乳がんもしくは卵巣がんにかかった人がいることはもちろん、若くして乳がんを発症した、サブタイプがトリプルネガティブである、男性の乳がんであることなどがあげられます。

ただし、家族に乳がんや卵巣がんにかかった人がいなくても遺伝性の場合もあれば、かかった人がいても遺伝性ではないケースもあります。

遺伝性乳がん卵巣がん症候群とは

BRCA１・BRCA２遺伝子に変異があると乳がん発症リスクが高まり、卵巣がん、男性の乳がんや前立腺がんの発症にも関連する

遺伝子BRCA１・BRCA２と乳がん発症の関係

BRCA１・BRCA２はいずれもがん抑制遺伝子の一種で、細胞内の核の中にあるDNAの損傷を修復する働きがある。生まれつきこれらの遺伝子に病的変異があると修復がうまくいかず、がん細胞の増殖を抑制できない

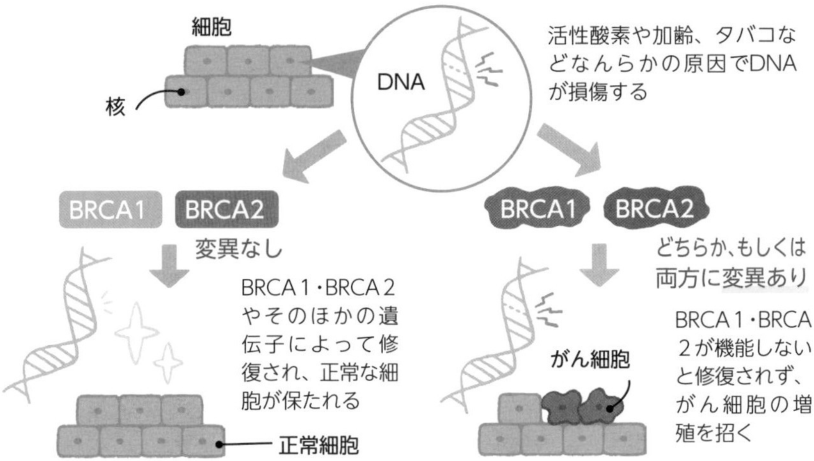

細胞
核
DNA
活性酸素や加齢、タバコなどなんらかの原因でDNAが損傷する
BRCA1
BRCA2
変異なし
BRCA１・BRCA２やそのほかの遺伝子によって修復され、正常な細胞が保たれる
正常細胞
BRCA1
BRCA2
どちらか、もしくは両方に変異あり
がん細胞
BRCA１・BRCA２が機能しないと修復されず、がん細胞の増殖を招く

男性乳がん

治療法や予後は女性の乳がんと同じ

男性の乳がん患者の約15~20%が遺伝性乳がん卵巣がん症候群とされ、女性の乳がんの比率に比べて頻度が高い。そのため、男性でも遺伝子検査は保険適用となる。進行度やサブタイプについての考え方や治療法などは女性の乳がんと同じで、予後に関しても女性と同様とされる

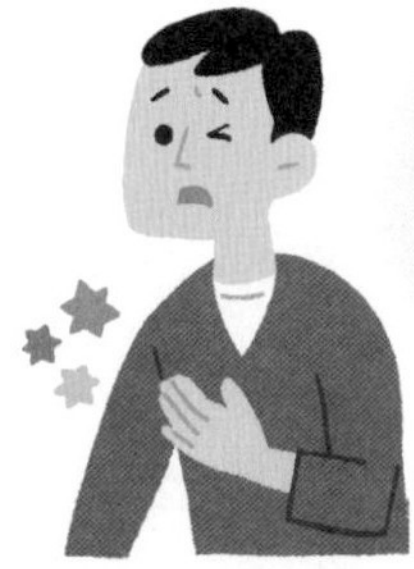

男性乳がんは、乳がん患者(男女)の150人に1人とまれ

BRCA１・BRCA２の病的変異がある男性の乳がん発症リスクは約６%

＊前立腺がん、膵臓がんの危険度も上がる

遺伝性乳がんのリスクを知って備える

血縁者に乳がんの人がいても、必ずしも遺伝するわけではありません。BRCA1、BRCA2遺伝子の変異が親から子へ遺伝する確率は、男女を問わず50％とされています。

また、遺伝子があっても発症するとは限りません。乳がんの発症リスクは、BRCA1に変異がある場合47～66％[※1]、BRCA2に変異がある場合は40～57％[※1]といわれています。卵巣がんの場合はBRCA1に変異があると35～46％[※1]、BRCA2に変異があると13～23％[※1]。男性でBRCA1もしくはBRCA2に変異がみられる場合、乳がんの発症リスクは約1・2～6・8％[※2]とされています。

遺伝性乳がんの検査は任意ですが、疑いがある場合は検査を受けるメリットはおおいにあると考えられます。たとえば、同じ遺伝子をもつ血縁者にとっては、若いころからのブレスト・アウェアネスの習慣づけや、検診の積極的な受診などで、乳がんの早期発見、治療につなげることができます。

患者さん本人にとっては、遺伝性乳がんの場合、治療法の選択において有用な情報となります。というのも、遺伝性乳がんの場合、反対側の乳房にも新たにがんが発生するリスクが高くなります。がんがまだ小さく乳房温存（90頁）が選択できても、予防的治療として乳房をすべて切除するという選択もあります。また、遺伝性乳がんで再発した場合、PARP阻害薬のひとつであるオラパリブ（126頁）という分子標的薬を使用できるなど、適切な治療を受けるためにも遺伝情報は必要となります。

また、遺伝性乳がんでは、卵巣がんを発症する確率も上がるため、その対策を講じることができるのもメリットといえます。

遺伝性乳がんの検査については、次頁からくわしくお話ししていきましょう。

※1 Chen S,et al. Meta-analysis of BRCA1 and BRCA2 penetrance. J Clin Oncol.2007.25(11):1329-33
※2 ASCO 資料 第 2 版をもとに作成

遺伝の確率と遺伝情報を知るメリット

血縁に乳がん経験者がいるからといって必ずしも乳がんが遺伝するわけではない。また、遺伝がある場合、その情報を得ることは治療や予防に有用だ

遺伝の確率

親から子へ遺伝する確率は男女問わず

50%

また、遺伝があっても必ず発症するとは限らない

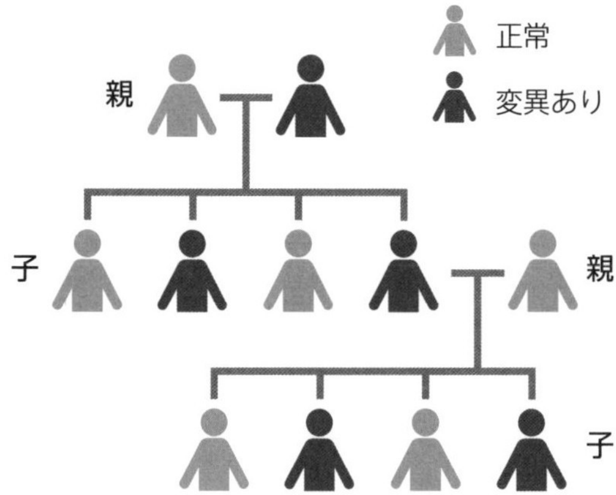

遺伝情報を知るメリット

患者本人にとって

- 予防的治療が保険適用となる(66頁)
  - 再発リスクを考慮して乳房の全切除手術、さらには反対側の乳房の切除を検討
  - 卵巣がんのリスクも高まるため、リスク低減卵巣卵管切除術を検討
- 治療後も再発に備え、検診方法を考慮するなど、早期発見・治療につながる

患者の血縁者にとって

- 若年からのブレスト・アウェアネスの習慣づけや、検診の受診を心がけることで、早期発見・治療につながる

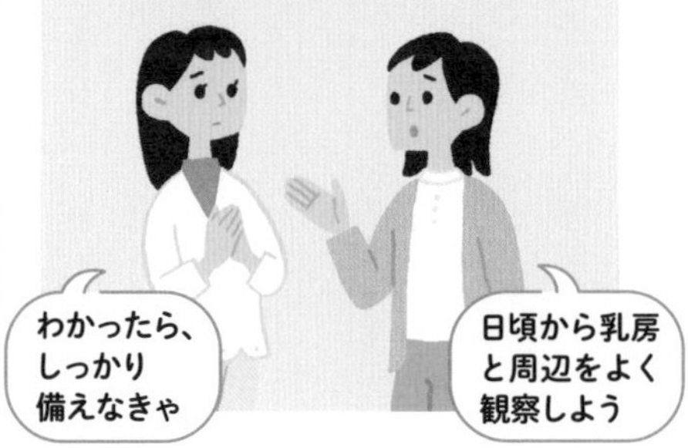
わかったら、しっかり備えなきゃ
日頃から乳房と周辺をよく観察しよう

遺伝子検査と予防的治療

BRCA1、BRCA2遺伝子での異変の有無がわかる遺伝子検査は、一般の血液検査と同じで、少量の血液を採取するだけなので身体的な負担もほとんどありません。

受けられる医療機関はまだ限られているのが現状ですが、2020年より、乳がんを発症している人のうち、左記の条件にひとつでも当てはまれば、保険適用になりました。遺伝カウンセリング*も含め、遺伝性乳がんのカウンセリングは必須ではありませんが、遺伝子の専門家に悩みや不安、疑問を相談でき、検査前には受けることがすすめられています。

乳がんを発症していない場合は、自己負担になり、費用は施設によって異なりますが30万円程度です。

遺伝性乳がん卵巣がん症候群と判明した場合、予防的治療も保険診療となり、乳がんになっていない側の乳房を切除する手術も可能です。

予防的治療といえば、女優のアンジェリーナ・ジョリーさんが、乳がん発症前に予防的乳房切除および乳房再建手術をしたことが話題となりました。

乳房を残す選択をした場合、若年からのブレスト・アウェアネス、画像検査の方法を考慮することがすすめられます。

さらに卵巣がん予防的治療として、「リスク低減卵管卵巣摘出術」も保険で受けられます。卵巣がんは早期発見の手段が確立されていません。現在のところ、予防的な手術が卵巣がんを防ぐ唯一の方法であり、生命予後延長に寄与することが明らかとなっています。手術は通常は、腹腔鏡による手術となります。35歳以上で妊娠・出産の希望および可能性がなければ、婦人科医や遺伝カウンセラーに相談のうえ、前向きに考えてみましょう。

男女とも膵臓がんの発症が比較的多いこともわかっています。家族歴がある場合は、保険適応外ですが定期検診がすすめられます。

用語解説　遺伝カウンセリング　臨床遺伝や遺伝性腫瘍の専門医、認定遺伝カウンセラー®、遺伝専門看護師などが遺伝性乳がんの情報を提供、説明、意思決定支援、心理的サポートをおこなう。

公的医療保険でおこなえる遺伝子検査

2020年より、遺伝性乳がん卵巣がん症候群かどうかを調べる遺伝子検査が、一定の要件を満たせば、予防的治療も含め健康保険など公的医療保険も利用可能になった

保険適用となる条件

乳がんと診断され、以下のなかで1つでも当てはまるものがある

- 45歳以下
- 60歳以下でサブタイプがトリプルネガティブ
- 2個以上の原発乳がん
- 血縁者（第3度近親者内）に乳がんまたは卵巣がん、膵臓がんになった人がいる
- 卵巣がんになったことがある
- 男性乳がん
- HER2陰性の転移・再発乳がん、またはHER2陰性で術後再発リスクの高いがんで、オラパリブの使用が検討される

保険適用となる場合は、3割負担ではおおよそ6万円で検査を受けることができる。乳がん未発症の場合は、全額自己負担。

＊第3度近親者／本人から見て3世代の血縁者のことで、父母、兄弟姉妹、子、祖父母、おじ・おば、めい・おい、孫、曽祖父母、大おじ・大おば、いとこ、おい・めいの子、ひ孫

保険適用の範囲

遺伝カウンセリング、遺伝子検査のほか、発症前の予防的画像検査や手術なども含まれる

遺伝カウンセリング

がんの遺伝に関する情報を正しく理解したうえで検査を受けることが大切

遺伝子検査

検査方法は採血のみで、外来での受診が可能

リスク低減乳房切除術

乳がんを発症していない反対側の乳房の切除、同時乳房再建手術も対象となる

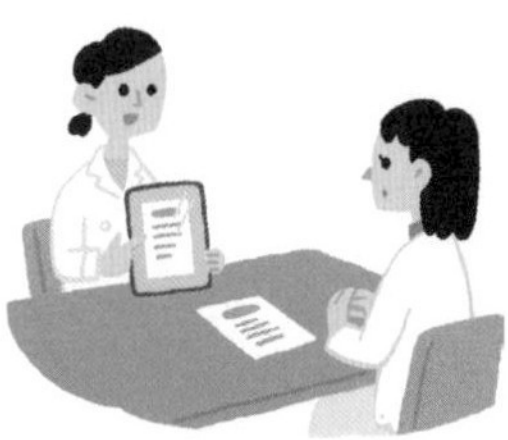

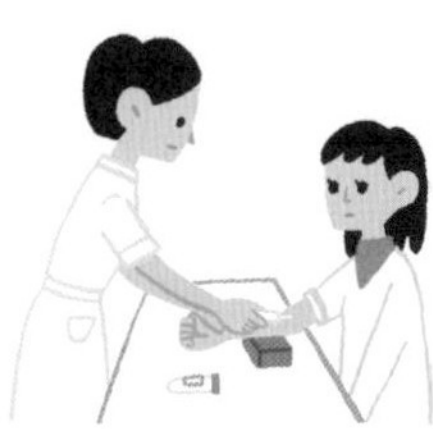

リスク低減卵管卵巣摘出術

早期発見の方法が確立されていない卵巣がんでは唯一で確実な予防方法

乳がんの治療法

局所治療と全身治療に分けて考える

乳がんの治療は、手術療法、薬物療法、放射線療法の3つを組み合わせた集学的治療*が基本となります。患者さんにとって必要な治療を選び、患者さんの希望をふまえ、最適な組み合わせと順番を考えておこなわれます。

乳がんと診断され、最初に受ける治療を「初期治療」と呼びます。厳密にいうと、ほかの臓器へ転移がない乳がん患者さんに対しておこなわれる治療であり、すでにおこっているかもしれない小さな転移（微小転移）を根絶し、乳がんの治癒（根治）を第一の目標としています。

初期治療は、「局所療法」と「全身療法」に分けて考えます。局所療法は、乳房にできたがんをとりのぞく手術が軸となります。がんを小さくする目的で手術前に薬物療法を、乳房を残す手術を選択した場合は術後に放射線療法（104頁）を組み合わせることがあります。また、リンパ節郭清（94頁）、乳房再建（100頁）を乳房切除手術と同時におこなうケースもあります。

全身治療は、薬物療法をさします。リンパや血液の流れにのって散らばったがん細胞を標的にした治療です。手術前にがんを小さくする、転移・再発を防ぐ目的、または、手術が困難な進行がんにも用いられています。複数の抗がん剤を組み合わせる抗がん剤治療（114頁）、がん細胞の増殖を促す女性ホルモンの増殖を抑えるホルモン療法（110頁）に加え、がんの増殖にかかわる物質を狙い撃ちする分子標的治療（122頁）や免疫細胞のがん攻撃をサポートする免疫チェックポイント阻害薬（128頁）など、新薬の研究も進んでいます。

用語解説

集学的治療　外科・内科・放射線科などの治療を組み合わせておこなう。乳がん治療において基本とされている。

乳がんの治療法

乳がんの治療法は、大きく分けると手術療法、薬物療法、放射線療法の3つで、さらに術式や使用する薬物などによって複数の選択肢がある

初期治療 乳がんと診断されて、最初におこなう治療のこと。局所療法と全身療法がある

局所療法 がんのある乳房に対する治療で、がんを切除、小さくする目的でおこなわれる。手術療法、放射線療法をさす

手術療法

- 乳房部分切除術(90頁)
  乳房からがんのある部分のみを切除し、手術前の乳房の状態をできるだけ保つよう考慮しておこなわれる。通常、術後の放射線療法とセットとなる
- 乳房全切除術(92頁)
  がんが多発している、部分切除をしても見た目が保たれない、術後の放射線治療に抵抗があるなどの場合は全切除が選択される
- ＊乳房再建手術(100頁)
  乳房全切除の場合、患者さんの希望により乳房再建手術がおこなわれる

放射線療法(104頁)
乳房部分切除術が選択された場合、乳房に残っているかもしれないがん細胞に対して放射線を照射する治療法

全身療法 全身に散らばった可能性のあるがんに対して、がん細胞の縮小、根絶を目的におこなわれるもので、薬物療法をさす

- ホルモン療法(110頁)
  女性ホルモンであるエストロゲンの分泌を抑制したり、エストロゲン受容体と結合を防ぐことで、がん細胞の増殖を抑える
- 抗がん剤治療(化学療法、114頁)
  がん細胞遺伝子のDNA合成を抑制したり、がん細胞の分裂・増殖を阻害するなど、さまざまな種類の薬を組み合わせて投与する。術前におこなう場合は、がんを小さくしたり、薬剤の効果を確かめる目的で、術後は全身に存在する可能性のある微小ながんを根絶させる目的でおこなわれる
- 分子標的治療(122頁)
  ターゲットとする分子にのみ作用する分子標的薬を使った治療で、HER2タンパクを標的とした抗HER2療法などがある
- 免疫チェックポイント阻害薬(128頁)
  がん細胞を攻撃する免疫のブレーキをはずすことで、免疫ががん細胞を攻撃できるようにする治療法

乳がんでは、ステージ、サブタイプ、患者本人の希望から総合的に判断し、個々に最適な治療法を組み立てる、オーダーメイドの治療がおこなわれる

乳がん治療はタイプによって異なる

がんの性格に合わせた個別化治療

がん治療の流れにおいて、がんの大きさや広がり具合を示すステージ分類（56頁）は土台となります。しかし、サブタイプ（58頁）の研究が進み、タイプ別に効果的な薬がわかってきたことで、その重要性が増しています。

乳がんではサブタイプにより効果のある治療薬が異なるため、薬物療法の内容を決める指針となります。そのため、乳がん治療は、ステージとサブタイプから症例ごとに計画を立てる〝個別化治療〟が主流になっています。

乳がん治療の流れは、非浸潤、浸潤で大きく違ってきます。非浸潤の0期は手術のみで完治が期待できます。したがって、浸潤していないことが明らかならば、サブタイプにかかわらず、通常は薬物療法の必要はないと判断されます。浸潤があるⅠ〜Ⅲ期はサブタイプを考慮し、手術の前後に薬物療法、術後に放射線療法を組み合わせることもあります。

最近の傾向は、手術後に抗がん剤が必要になる場合、急いで手術するよりも、手術前に抗がん剤を使うことが増えています。術前におこなうことで、がんを小さくし、乳房部分切除術（90頁）を可能にしたり、抗がん剤の効果を確認し、その後の治療に役立てたりという利点があります。

Ⅳ期で遠隔転移がある場合、基本的に手術はおこないません。初期治療の段階から薬による全身治療で、がんの進行と痛みなどの症状を抑えます。乳がんの根絶はむずかしくとも、できるだけ長く共存していく目的で、多種類の薬の有用性と副作用を常にチェックしながら、継続して治療をおこなっていきます。

乳がん治療の基本の流れ

乳がんの治療はまず非浸潤がんと浸潤がんで分かれ、浸潤がんの場合、サブタイプを軸に薬剤の種類や、手術先行か薬剤先行かなどを検討していく

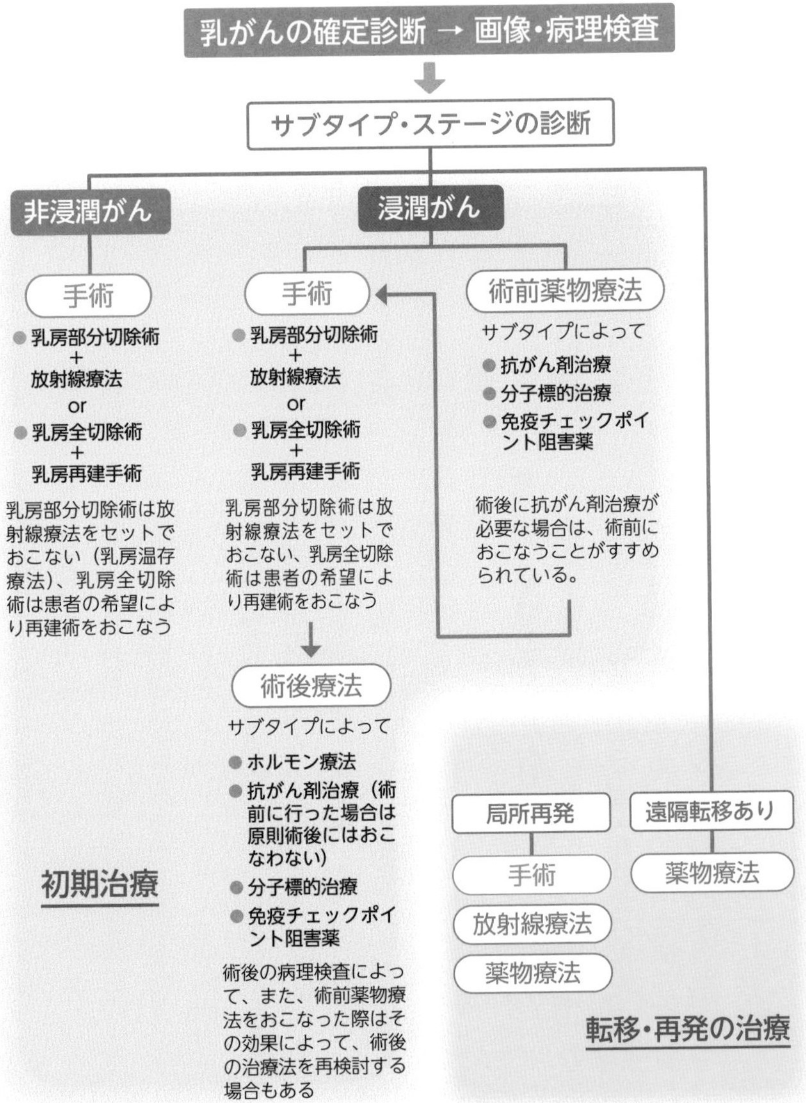

『乳がんのおはなし』（監修／河野範男、編集／石川 孝、堀口 淳　特定非営利活動法人JONIE）を参考に作成

乳がん治療においてサブタイプは、薬物療法（108頁）の内容を決める指針となります。
ここからは4つのタイプ別に治療の流れをみていきましょう。

ルミナルタイプの治療

●ルミナルタイプの性質

ホルモン受容体が陽性／HER2が陰性／組織的グレード*1（悪性度が低い）、なおかつ細胞増殖能を示すマーカー（Ki67）は低値（タイプA）、もしくは高値（タイプB）。女性ホルモンの影響を受けるタイプで、乳がん全体の約70%を占め、その大半は増殖スピードが比較的遅く、おとなしい性質のタイプAです。対して、タイプBは数が少ないものの、増殖力が高い性質をもっています。

●ルミナルタイプの基本の治療

女性ホルモンの影響を受けて増殖するため、タイプA・Bともホルモン療法がメインとなり、通常、術後にホルモン療法がおこなわれ、最低5年から10年の長期間服用します。
タイプAの場合、抗がん剤の効果は限定的なため、進行した症例を除いてホルモン療法単独でよいとされていますが、タイプBの場合は、増殖能力を抑える抗がん剤治療を追加します。術前にホルモン療法+抗がん剤をおこなうこともあり、その場合、基本的に手術後に抗がん剤は用いません。
現在、さまざまなホルモン治療薬、さらには、その効果を高める分子標的薬が開発されて、その効果が注目されています。

●年齢（閉経とのかかわり）

閉経前は脳の下垂体から卵巣へ指令が伝わってエストロゲンが分泌されますが、閉経後は副腎でつくられる男性ホルモンをエストロゲンに変換して少量が分泌されます。そのため、閉経の前後でそれぞれのエストロゲン分泌メカニズムに合わせた薬を使い分けます。

用語解説　組織的グレード　俗に「がんの顔つき」などとも呼ばれる悪性度の指標。3段階で1は「悪性度が低い」、2は「中間」、3は「悪性度が高い」ことを意味する。

ルミナルタイプの治療

女性ホルモンの影響を受けるこのタイプは、ホルモン療法が有効。近年の新薬の開発により、分子標的薬の併用も始まっている

ルミナルタイプの特徴

ホルモン受容体	陽性
HER2	陰性
Ki67	タイプA＝低値 タイプB＝高値
組織的グレード	1（悪性度が低い）

日本人の乳がんの70%がこのタイプ。進行が比較的おだやかで、おとなしい性質といえるが、タイプBは増殖が活発

ルミナルタイプの治療の基本的な流れ

（遠隔転移がない場合）

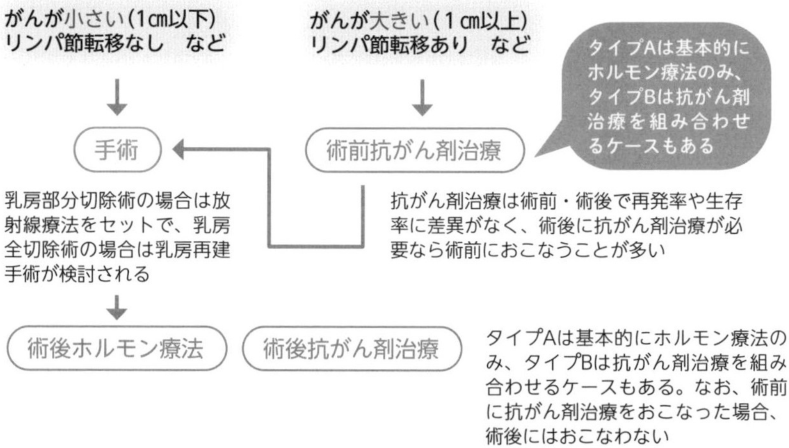

がんが小さい（1㎝以下）
リンパ節転移なし　など
がんが大きい（1㎝以上）
リンパ節転移あり　など
タイプAは基本的にホルモン療法のみ、タイプBは抗がん剤治療を組み合わせるケースもある
手術
術前抗がん剤治療
乳房部分切除術の場合は放射線療法をセットで、乳房全切除術の場合は乳房再建手術が検討される
抗がん剤治療は術前・術後で再発率や生存率に差異がなく、術後に抗がん剤治療が必要なら術前におこなうことが多い
術後ホルモン療法
術後抗がん剤治療
タイプAは基本的にホルモン療法のみ、タイプBは抗がん剤治療を組み合わせるケースもある。なお、術前に抗がん剤治療をおこなった場合、術後にはおこなわない

ホルモン療法と分子標的薬の併用で予後が改善

ルミナルタイプの転移・再発がんにおいて、がん細胞の増殖にかかわるCDK４およびCDK６を阻害する分子標的薬のひとつ「アベマシクリブ」とホルモン療法薬の併用が、がんの進行を遅らせることが認められている。近年の研究で、リンパ節転移があり再発リスクが高い初発がんでも、ホルモン療法薬単独の場合と比べて生存率がよい結果となった

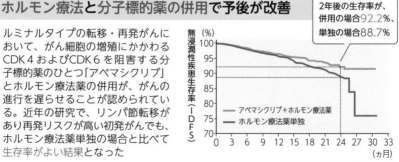

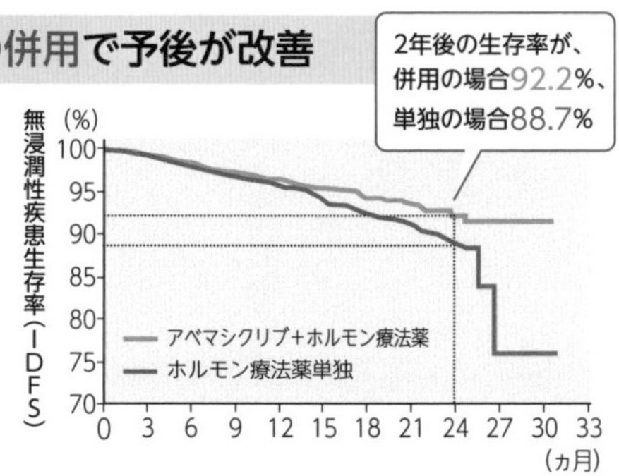

Stephen RD.JCO 2020より改変

HER2陽性タイプの治療

以前は難治性の乳がんとして認識されていたHER2陽性タイプは、ルミナルHER2も含めて乳がん全体の20%程度が該当します。

●HER2陽性タイプの性質

ホルモン受容体が陰性／HER2が陽性、なお、増殖能力が高いことが明らかなため、組織的グレード、細胞増殖能を示すマーカー（Ki67）の値はとくに参考にされません。

HER2が乳がん細胞の表面にたくさん存在する増殖スピードが速いタイプです。HER2とは細胞の増殖にかかわる因子です。正常な細胞にもわずかに存在しますが、過剰に発現し活性化すると、細胞の増殖が抑えられず、がん化すると考えられています。

●HER2タイプの基本の治療

HER2をターゲットにした分子標的薬と抗がん剤を組み合わせた治療が有効です。

これまで手術後に補助的におこなっていた抗がん剤を手術前に使うことが増えてきました。以前は比較的予後が悪いといわれていましたが、効果的な薬の登場により治療成績は大幅に改善し、がんが完全に消失するケースもあります。HER2陽性タイプでは、約50%でがんが消失します。

さらに完全に消失した場合、ほとんど再発しないことがわかってきました。そのため、現在はホルモン受容体陰性タイプでは、多くの場合、術前の抗がん剤治療がすすめられています。

●基本の治療とは異なるケース

抗がん剤は手術の前、手術の後に用いても治療効果は変わらないことが判明しています。そのため、早期で腫瘍が小さい（1㎝以下）状態で見つかったり、安全に温存術ができる場合などは、手術先行で抗がん剤は術後に考慮することもあります。

HER2タイプの治療

HER2をターゲットとした分子標的薬の進歩や術前抗がん剤治療によって、近年、このタイプの治療効果が上がっている

HER2タイプの特徴

ホルモン受容体 陰性　HER2 陽性

増殖能力が高いことが明らかなため、組織的グレード、Ki67の値はとくに参考にされない

HER2タンパクが過剰に発現しているがんで、増殖スピードが速いが、特効薬が登場し予後が大幅に改善されている

HER2タイプの治療の基本的な流れ

（遠隔転移がない場合）

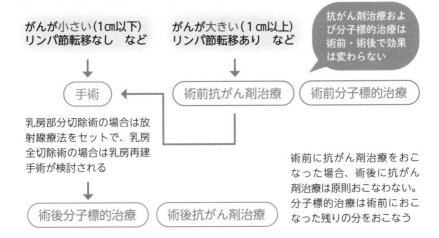

がんが小さい（1㎝以下）リンパ節転移なし　など

↓

手術

乳房部分切除術の場合は放射線療法をセットで、乳房全切除術の場合は乳房再建手術が検討される

↓

術後分子標的治療　術後抗がん剤治療

がんが大きい（1㎝以上）リンパ節転移あり　など

↓

術前抗がん剤治療　術前分子標的治療 → 手術

抗がん剤治療および分子標的治療は術前・術後で効果は変わらない

術前に抗がん剤治療をおこなった場合、術後に抗がん剤治療は原則おこなわない。分子標的治療は術前におこなった残りの分をおこなう

術前抗がん剤治療の効果

東京医科大学病院および協力施設における術前抗がん剤治療の症例では、24.7%でがんが消失していた。サブタイプ別に消失率は異なるが、現在では、さらに治療効果は上がっていると考えられる

術前抗がん剤治療でのがん消失割合

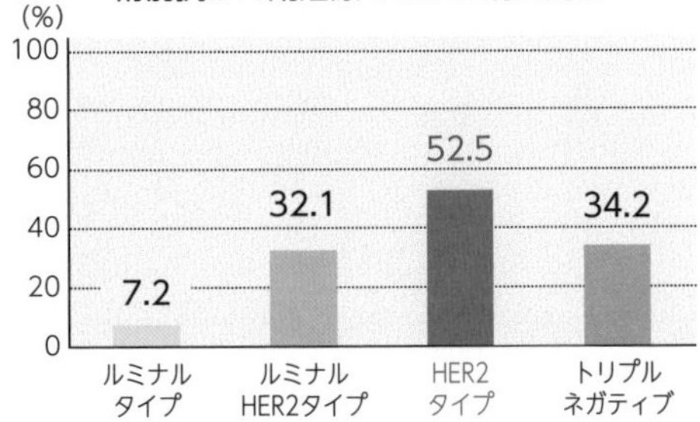

Asaoka M. EJSO 2019

ルミナルHER2タイプの治療

女性ホルモンの影響を受けるタイプの乳がんですが、HER2の出現が高いタイプで、乳がん全体の約10%にみられます。

●ルミナルHER2タイプの性質

ホルモン受容体が陽性/HER2が陽性、なお、増殖能力が高いことが明らかなため、組織的グレード、細胞増殖能を示すマーカー（Ki67）の値はとくに参考にされません。増殖にかかわる要因が2つあり、増殖のしくみが複雑で、比較的おとなしいものもあれば、そうでもないものもあります。

●ルミナルHER2タイプの基本の治療

ルミナルタイプとHER2タイプの特徴を併せもつため、ホルモン療法と抗HER2療法の両方に治療効果がのぞめます。さらに、増殖力を抑える抗がん剤を追加するケースもあります。

トリプルネガティブの治療

乳がん患者さん全体の約10%ですが、ほかのタイプに比べて治療が困難な場合が多いと考えられています。

●トリプルネガティブの性質

ホルモン受容体のエストロゲン受容体・プロゲステロン受容体、HER2の3つすべてが陰性のため、トリプルネガティブと呼ばれます。HER2陽性タイプと同様、増殖能力が高いことが明らかになっています。

乳がんのなかでも、3年以内の再発が多いとされています。しかし、再発せずに3年を超えると、ほかのタイプより再発率が格段に下がるという特徴もあります。

遺伝性乳がんの割合も高く、約20%が遺伝性乳がん卵巣がん症候群といわれています。

ルミナルHER2タイプの治療

ホルモン受容体とHER2タンパクの２つの増殖要因をもち合わせるため、性質もさまざまで治療の考え方も複雑になる

ルミナルHER2タイプの特徴

ホルモン受容体 陽性　HER2 陽性

増殖能力が高いことが明らかなため、組織的グレード、Ki67の値はとくに参考にされない

増殖のしくみが複雑なため、おとなしい性質のものもあれば危険なタイプもあり、どちらともいえない

ルミナルHER2タイプの治療の基本的な流れ

（遠隔転移がない場合）

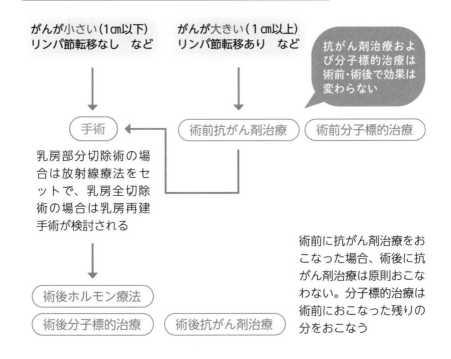

がんが小さい（1cm以下）リンパ節転移なし　など

↓

手術

乳房部分切除術の場合は放射線療法をセットで、乳房全切除術の場合は乳房再建手術が検討される

↓

術後ホルモン療法

術後分子標的治療

がんが大きい（１cm以上）リンパ節転移あり　など

↓

術前抗がん剤治療　術前分子標的治療

抗がん剤治療および分子標的治療は術前・術後で効果は変わらない

→ 手術

術後抗がん剤治療

術前に抗がん剤治療をおこなった場合、術後に抗がん剤治療は原則おこなわない。分子標的治療は術前におこなった残りの分をおこなう

●トリプルネガティブの基本の治療

ホルモン療法も分子標的治療も効果がなく、選択肢は抗がん剤のみとされてきました。

一方で、抗がん剤の感受性は高いため、術前抗がん剤治療が適応となります。手術の際、完全にがんが消失する症例も少なくありません。

最近では術前抗がん剤治療の効果を高めるため、免疫のブレーキを解除し、がん細胞への免疫の攻撃力を保つ免疫チェックポイント阻害薬が登場して、著しく治療成績が向上しています。

●基本の治療とは異なるケース

トリプルネガティブには、ほかの3タイプにあてはまらない乳がんがすべて分類されるため、性質もさまざまです。さらにタイプを細分化する研究がさかんにおこなわれており、これによって、今後、個々に適した治療がおこなえるようになることが期待されています。

術前に免疫チェックポイント阻害薬を使うメリット

術前にこの薬剤を使うことで、より多様でより多くのT細胞が活性化し、がん細胞の抑制が高まることが報告されている

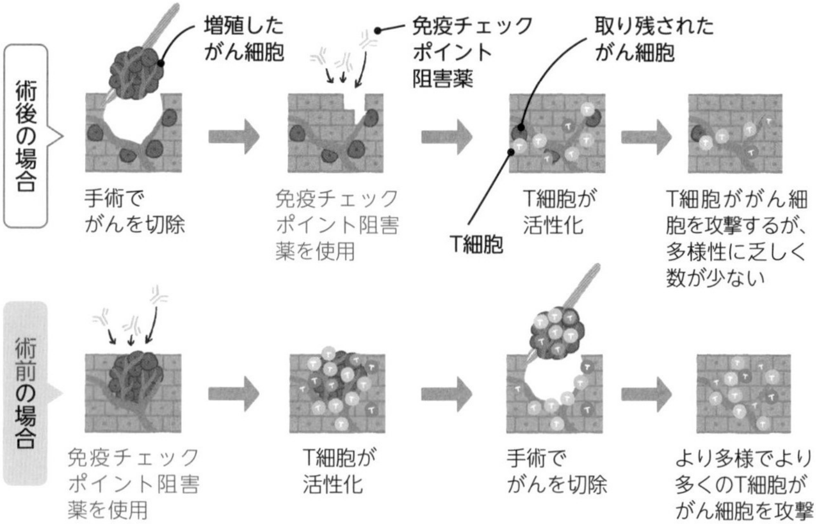

Versluis JM. Nature Medicine 2020より作成

トリプルネガティブの治療

ホルモン・HER2いずれも陰性のため、今まで適応は抗がん剤治療のみだったが、免疫チェックポイント阻害薬の登場で治療法の選択肢も広がった

トリプルネガティブの特徴

ホルモン受容体 ＞ **陰性**（エストロゲン受容体、プロゲステロン受容体とも）

HER2 ＞ **陰性**

増殖能力が高いことが明らかとなっている

一方で、抗がん剤の感受性は高いと考えられているので、抗がん剤を使った治療をおこなうことが多い

トリプルネガティブの治療の基本的な流れ

（遠隔転移がない場合）

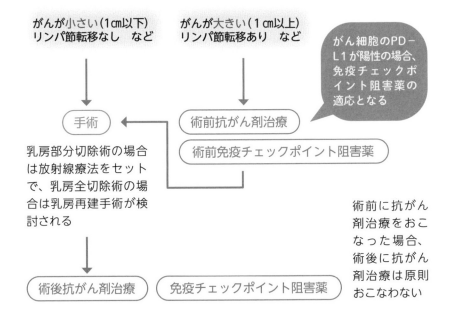

がんが小さい（1㎝以下）リンパ節転移なし　など

↓

手術

乳房部分切除術の場合は放射線療法をセットで、乳房全切除術の場合は乳房再建手術が検討される

↓

術後抗がん剤治療

免疫チェックポイント阻害薬

がんが大きい（1㎝以上）リンパ節転移あり　など

↓

術前抗がん剤治療

術前免疫チェックポイント阻害薬

→ 手術

がん細胞のPD－L1が陽性の場合、免疫チェックポイント阻害薬の適応となる

術前に抗がん剤治療をおこなった場合、術後に抗がん剤治療は原則おこなわない

乳がんの標準治療とは

最善の治療と最新の治療は違う

今現在も世界中で乳がんの研究が進められており、膨大な臨床データが蓄積されています。これらの研究により、有用性と安全性が医学的に検討され、認められたものが「標準治療」です。つまり、現段階で医学的に効果が証明された最善の治療です。対して「先進医療」とは、いかに将来有望であっても、研究段階の治療で効果や安全性は証明されていません。

標準治療は1つとは限らず、複数の治療法が示されることもあります。また、ある時点では信頼のおける治療であっても、さらに有効性が高い新たな治療法の登場で、見直されることもあります。また、乳がんは一人ひとり最適な治療法が違うため、自分の乳がんに対する標準治療を知ることが大切です。

臨床試験をすすめられたら

未来の標準治療候補は「臨床試験」を経て承認を得ます。なかでも、新薬のデータを集め、販売許可を申請するための臨床試験を「治験」と呼びます。新しい薬の効果や副作用を調べる、すでに実用化されている薬と組み合わせて効果的な治療法を開発するなどの目的でおこなわれています。

臨床試験では、標準治療と新しい治療を比較します。一般的には、すでに効果が確認された薬剤の効果と安全性を確認する目的でおこなわれているため、より効果が高い治療薬や治療法をいち早く受けられ、自分や後輩患者さんに貢献でき、薬剤や検査の費用が無料になる場合もあるという利点がある一方で、予期せぬ副作用が出る可能性もあります。治験に興味がある方は、主治医に相談してみましょう。

標準治療と先進医療の違い

効果と安全性が認められた最善の治療が標準治療だが、メリットとデメリットを理解したうえでほかの治療法を検討しよう

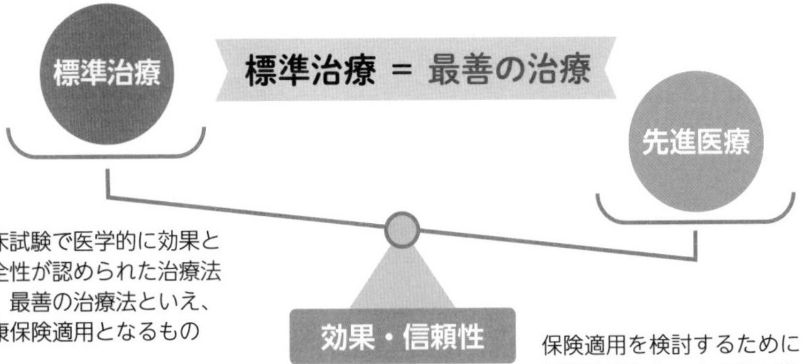

臨床試験で医学的に効果と安全性が認められた治療法で、最善の治療法といえ、健康保険適用となるもの

保険適用を検討するために標準治療とセットでおこなうことを厚生労働省が認めたもので、全額自己負担となる

臨床試験を経て標準治療になる

臨床試験は、効果はもちろん、副作用を調べたり、承認されている薬と比較検証するもの。新薬に対する治療成績を集める臨床試験を「治験」といい、一定の要件を満たす医療機関でのみ実施される。メリット・デメリットを考慮し、主治医と相談のうえ検討すること

メリット

- 最先端の治療を受けられる
- 治療費が抑えられる
- 新薬の開発に貢献できる

デメリット

- 予期せぬ副作用
- 受診回数が増えたり、決まった日に来院する必要があるケースも

臨床試験を探す

「がん情報サービス」のホームページで、募集中の臨床試験を検索できる
https://ganjoho.jp

“先進”ということばに惑わされない

最新の医療技術をもちいた医療というと、もっともよい治療と思う人もいるかもしれないが、有効性や安全性がまだ十分に評価されていない治療のこと。日本では、転移乳がんでの重粒子線治療などがおこなわれており、受けられる施設は限られる。保険適用外のため、全額自己負担で、高額療養費制度も対象外となる

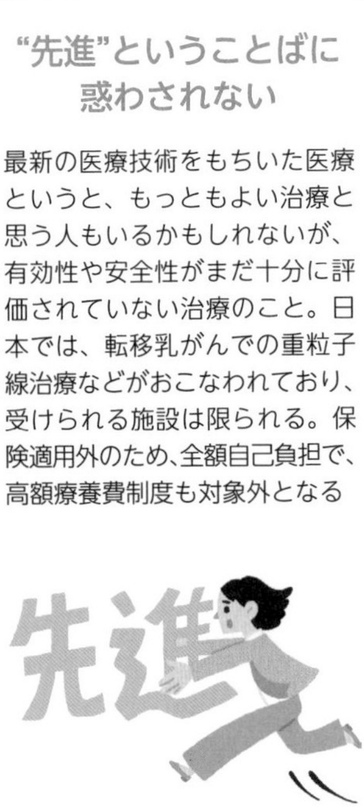

治療方法は自分で決める

大切なインフォームド・コンセント

　さまざまな検査をもとに医師が立てた治療計画は、あなたにとって最善の治療でしょうか？　少しでも疑問や不安があれば、患者さんは医師へ伝えるべきであり、医師はそれに応える必要があります。
　医師が十分な情報を提供し、患者さんは理解・納得し、同意したうえで治療方針を選ぶことをインフォームド・コンセントといいます。たとえば「乳房のかたちを保つ」と「再発の可能性を減らす」のどちらへの思いが強いかでも治療方針は変わります。
　しかし、医師が患者さんへの説明に多くの時間を費やせない状況にあるのも事実です。患者さん側も一方的に希望を伝えるのではなく、乳がんについて正しい知識をもち、医師と良好なコミュニケーションをとることが大切です。

セカンド・オピニオンを求める

　セカンド・オピニオンとは、ほかの医療機関で別の医師に診断や治療についての意見を求めることで、すべての患者さんに認められる権利です。医師の見解に異を唱えるのではなく、より納得できる選択をするために受けるものでもあります。
　患者さんが意欲的に治療に取り組んでいる意思表示でもあるので、医師は快諾してくれるはずです。現在の医療機関に紹介状や診療情報提供書の作成を依頼し、画像データ、病理診断の結果を持参する必要があるので、まずは担当医に相談してみましょう。とはいえ、自分の思い通りの話をしてくれる医師を探し、病院を変え続ける「ドクターショッピング」といった事態にならないよう、サード・オピニオンくらいまでにとどめるほうがいいでしょう。

治療法を理解して納得のいく選択を

医師や看護師、カウンセラーとのコミュニケーションをとり、積極的に治療にかかわることで、主体的に治療方針を選択しよう

インフォームド・コンセントの重要性

医師は十分な情報を提供し、患者の疑問に答え、患者はそれを理解・納得したうえで治療法を選択すること

医師の役割

- 必要な情報を、わかりやすく説明する
- 最善と思われる治療法を提案する
- 患者さんの気持ちに寄り添い、疑問や不安に応える

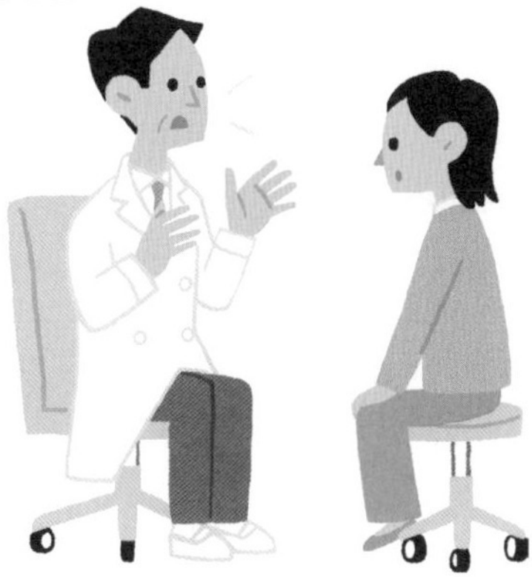

患者の役割

- 医師の説明を理解できるように準備する
  →信頼できる情報源（84頁）で事前に情報収集
  家族や友人に付き添ってもらう
- わからないことは放置せず、質問する
  →あらかじめまとめ、メモなどを持参
- ほかの選択肢がないか確認する

セカンド・オピニオンの流れ

担当医にセカンド・オピニオンを受けたい旨を伝え、必要書類（右記参照）を用意してもらう

↓

インターネットで検索、担当医やがん相談窓口に相談などでセカンド・オピニオンを受ける病院を探す

↓

外来を予約（必要な資料や料金を確認）・受診

↓

セカンド・オピニオン医から担当医に返事がくる

↓

担当医を受診して、セカンド・オピニオンをふまえて治療方針を検討

セカンド・オピニオンに必要な資料例

- 紹介状
- 診療情報提供書
- 診断時の画像
- 組織のプレパラート（細胞診・組織診の標本）など

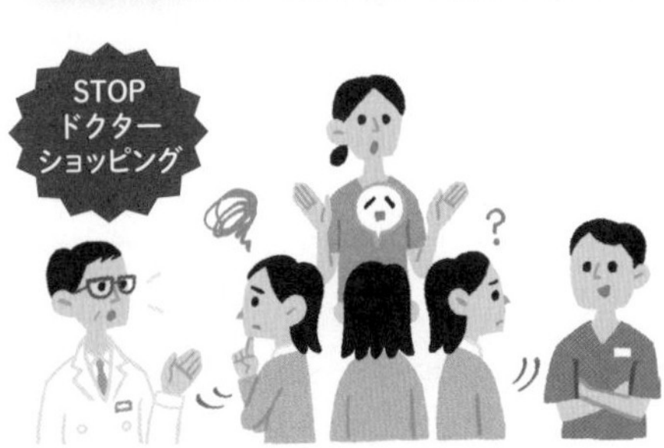

自分が望むことを言ってくれる医師を探して、医療機関を転々とすること。時間と労力も無駄にしかねず、かえって治療選択が難しくなってしまうことも

Column

ネットに惑わされない正確な情報収集を

現代は情報があふれているので、たくさんの情報に振り回され、混乱してしまうかもしれません。有益な情報を見つけ、上手に活用するためのポイントをおさえておきましょう。

❶その情報は信頼できますか？

書籍なら著者、サイトなら運営者など、情報の発信者をチェックする

❷それはいつの情報ですか？

日進月歩の乳がんの薬や治療法の最新の情報を得るには、情報の更新日や改版日、書籍なら奥付の発行日の確認が必要

❸その病状は自分に合っていますか？

ネットを検索したり書籍を選ぶ際は、自分の病状に照らして、ネット検索したり書籍を選ぶ。病院や担当医から提供される資料・冊子なども参考にする

全国の「がん診療連携拠点病院」や「地域がん診療病院」に設置されている「がん相談支援センター」も頼りになります。がん専門の相談員が治療についての悩みから生活や育児、心の問題まで解決に向けていっしょに考えてくれます。ほかの病院に通っていても無料で利用でき、患者さんの家族からの相談も受け付けてくれます。各センターの情報は「がん情報サービス」のサイトから検索できます。

乳がん患者さん同士の患者会やピアサポートでは、乳がん経験者ならではの情報が得られます。医師や看護師、臨床心理士などが加わることもあります。自分は一人ではないと共感できる場があるのは心強いものです。入会前に交流会などに参加してみてもよいでしょう。

医療機関や学会、患者団体が運営するホームページ

- 日本乳癌学会「市民のみなさまへ」 https://www.jbcs.gr.jp/
- 国立がん研究センター　がん情報サービス https://ganjoho.jp/
- 日本サイコオンコロジー学会 https://jpos-society.org/
- 日本がんサポーティブケア学会 http://jascc.jp/
- 日本対がん協会 https://www.jcancer.jp/
- がんサポート https://gansupport.jp/
- 公益財団法人 神戸医療産業都市推進機構 がん情報サイト https://cancerinfo.tri-kobe.org/
- Breast Cancer Network Japan あけぼの会 https://akebono-net.org/

第3章

乳がん治療の実際

乳がん治療は、手術、放射線療法、薬物療法の３つを組み合わせておこないます。新薬の開発が目覚ましい薬物療法は、ホルモン剤、抗がん剤、分子標的治療薬、免疫チェックポイント阻害薬をサブタイプごとに効果的なものを使いわけ、治療効果が上がっています。

乳がん治療はチーム医療

さまざまな分野のスペシャリストが支援

現代のがん治療は医師だけでなく、さまざまな分野のスタッフが一丸となって取り組む「チーム医療」で、その中心にいるのは患者さんです。とくに乳がんでは集学的治療（68頁）が確立され、チーム医療が発達しています。

乳がん治療で診断や手術をおこなう乳腺外科医が核となりますが、手術をおこなう場合は放射線診断医や病理医、麻酔医が診断にかかわり、乳房再建は形成外科医が担当します。さらに乳房を残した場合、術後の放射線療法がセットとなるため、放射線治療医とも連携します。薬物療法は腫瘍内科医が担っています。さらに乳がん看護認定看護師[*]をはじめ、薬剤師や病理技師、放射線技師、リハビリをおこなう理学療法士、作業療法士、栄養士、さらにがん治療から生活全般の相談に応じるソーシャルワーカー、がん患者さんの心の治療を専門におこなう精神腫瘍医（サイコオンコロジスト）もチームに欠かせない存在となっています。

がんの緩和ケアもまたチームがつくられています。緩和ケアは終末期の痛みに対するものというイメージがありますが、がんが進行してからはじまるものではありません。本来はがんと診断された時点ではじまる身体的・精神的な苦痛、仕事や家庭での問題まで、患者さんとその家族を含めて支援します。

緩和ケアチームは専門職の集まりです。各分野の医師、看護師や薬剤師、理学および作業療法士、心理士、管理栄養士、在宅生活はケアマネジャーやソーシャルワーカーが支えます。緩和ケア専門の医師がいる病院もありますが、痛みや心のつらさを感じたら、まずは医師や看護師に相談しましょう。

用語解説　乳がん看護認定看護師　乳がんの症状や治療、副作用などの専門知識をもち、治療法の選択から、乳房喪失や脱毛など治療による外見の悩みなどにも寄り添い、心のケアもになう。

乳がん治療を支えるチーム

乳がん治療は、さまざまな診療科が連携しておこなうだけでなく、精神面、生活面でのサポートも含め、複数のスタッフによるチーム医療となる

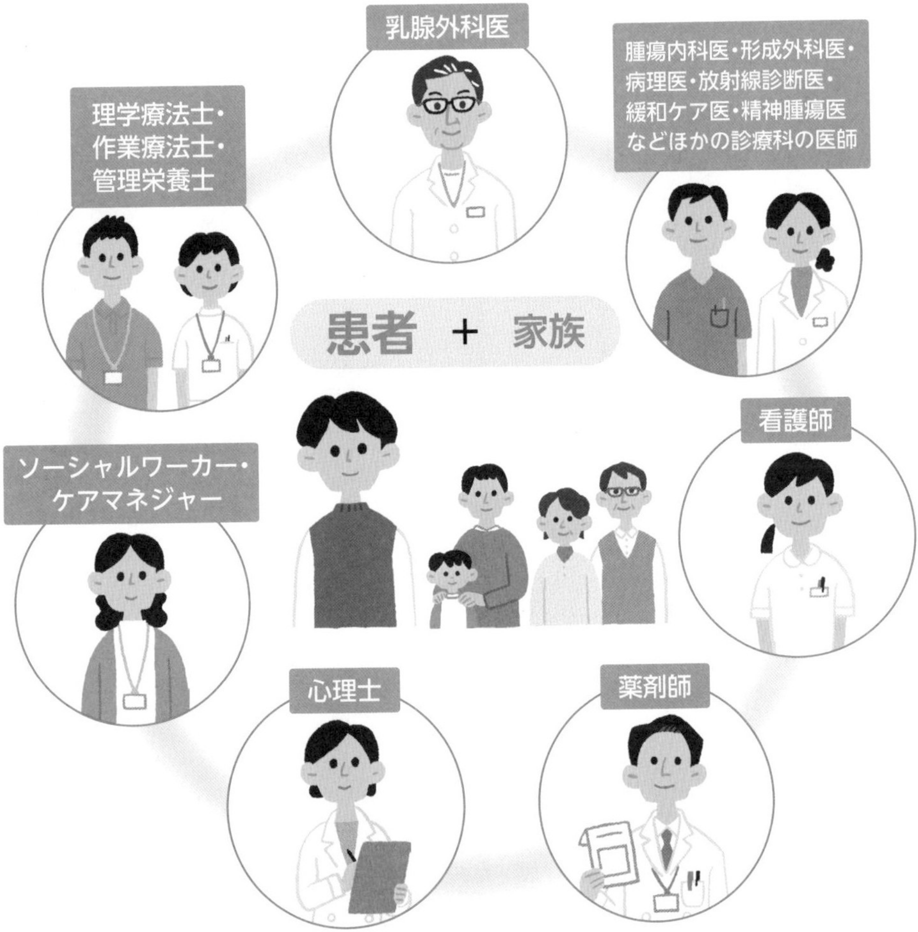

このほか、検査や手術など初期治療をおこなった病院と、その後のフォローアップをになう地域のクリニックやかかりつけ医との連携も重要となる

手術には2つの術式がある

全切除から部分切除へ、変わる乳がん手術

乳がんの手術は、がんを取り除く、がんの性質を知るという2つの目的があります。手術で取り除いたがんは、術後に病理検査をおこない、その後の治療方針を検討する際に重要となります。

乳房にできたがんを取り除く手術には、がんと周辺組織のみを切除し、乳房を温存する乳房部分切除術（90頁）と、がんのある側の乳房全体を切除する乳房全切除術（92頁）があります。

乳がん治療の歴史において100年以上もの長い間、乳房全切除術が基本で、わが国でも乳房と胸の筋肉を大きく切除する術式が一般的でした。しかし大規模な臨床試験の結果、乳房部分切除術と放射線療法をセットでおこなう乳房温存療法と乳房全切除術のどちらでも、生存率が変わらないことがわかり、乳房をできる限り残すという考え方にシフトされ、世界的にも部分切除術が広くおこなわれるようになりました。2003年ごろを境に、部分切除術と全切除術の数が逆転しています。

また、乳がん手術は多様化し、からだへの負担がより少ない治療への試みが進んでいます。胸部や腹部の手術に用いられている内視鏡手術（鏡視下手術）もそのひとつで、保険診療となっています。しかし、乳房はからだの表面にある臓器で、従来の手術でも負担は大きくないこと、内視鏡手術は通常手術より時間がかかることなどから普及に至っていません。

なお近年は、新薬の開発が進み薬物療法の治療効果が向上していることもあり、手術による切除は縮小され、薬物療法に重点が置かれる傾向にあります。

乳がん手術法の変遷

乳がん手術の術式は大きく分けて乳房の部分切除と全切除の2つ。2003年を境に部分切除が主流となり、近年は手術での切除は縮小傾向にある

乳がん手術術式の変遷

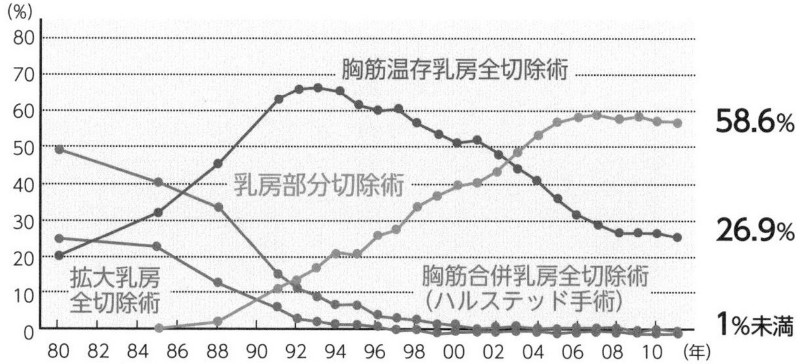

Breast Cancer.2015;22(3):235-44.より改変

乳がん手術の歴史

乳房と大胸筋、小胸筋、腋窩から鎖骨下のリンパ節までを切除する「胸筋合併乳房全切除術（ハルステッド手術）」、胸筋合併乳房全切除術に加え、鎖骨上および内胸リンパ節までを切除する「拡大乳房全切除術」が主流

↓

1986年　大胸筋と小胸筋を温存して乳房全体を切除する「胸筋温存乳房全切除術（乳房全切除術）」が、胸筋合併乳房全切除術・拡大乳房全切除術にとって変わる

↓

「乳房全切除術」と「乳房部分切除術＋放射線療法」が同等であることが報告される

↓

1990年代　「乳房部分切除術」が増加

↓

2003年　乳房部分切除術の数が乳房全切除術の数と逆転

↓

2006年　自家組織による「乳房再建」が保険適用に

↓

2013年　インプラントによる「乳房再建」が保険適用になり、「乳房全切除＋乳房再建」を選択するケースも増えている

近年は、効果的な新薬の登場により、薬物療法に重きを置く傾向になりつつある。将来的には手術なしという治療もありうるかもしれない

乳房部分切除術

術後の放射線療法で再発リスクを下げる

手術の適応条件は、がんの大きさだけでは決まりません。小さいほど乳房を残せる可能性は高くなりますが、大きながんを術前の抗がん剤治療で小さくし、温存できるケースもあります。逆に小さくても離れた場所に複数ある、石灰化が乳管内に広がっている場合は適応外となります。

また、「いかに手術前と同じような乳房のかたちを保てるか」という整容性が重要です。

もともとの乳房の大きさと切除範囲によっては、乳房のかたちが大きく変わることもあるので、手術後のかたちや左右差を想定し、選択する必要があります。

一般的な乳房部分切除術は、がんを中心に周囲1～2㎝ほど正常組織も含めて切除します。

同時に、術前にリンパ節転移があるかはっきりしない場合は、センチネルリンパ節生検（96頁）、リンパ節転移があればリンパ節郭清（94頁）もおこないます。

手術中に、切除した組織を使用して迅速に病理検査をおこなうこともあります。その結果、切除断面にがん細胞がみられる「切除断端陽性」となると、切除範囲を広げたり、乳房全切除術（92頁）に変更することもあります。

多くの臨床試験で、乳房の切除範囲によって生存率は変わらないと報告されていますが、乳房を温存すると、同じ乳房で再びがんが発生する率は、乳房全体を取った場合よりもわずかですが高くなります。そのため、術後の病理検査でがんが取りきれていると判断されても、一般的には放射線療法を追加します。

乳房部分切除術の適応と術式

**乳房が温存できるかは、がんの大きさのほかにも条件がある。
また、がんの広がりや形状によって術式が変わる**

乳房部分切除術の適応

がんの大きさや位置、広がり方、乳房の大きさ、転移の状態などさまざまな条件によって乳房温存が可能かどうかが決まる。この条件をもとに、根治性と整容性(見た目)を考慮して検討される

❶ 乳房内に多発性を認めない
❷ 乳がんの進展が広範囲ではない
❸ 温存した乳房に放射線療法がおこなえる
❹ がんの大きさと乳房の大きさのバランスから考えて整容的に可能である
❺ 患者が乳房を温存することを希望している
など

『乳がんのおはなし』(監修/河野範男、編集/石川 孝、堀口 淳　特定非営利活動法人JONIE)より作成

乳房部分切除術の術式

がんの広がりによって2つの切除法がある

乳房扇状部分切除術

乳房円状部分切除術

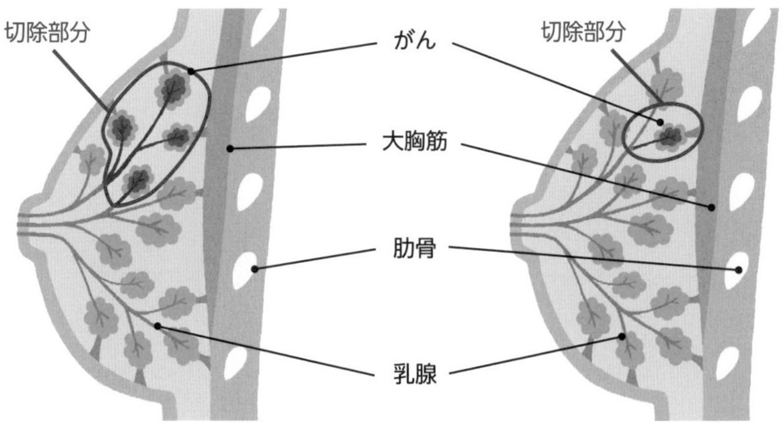

がんが乳管に沿って進展している可能性が考えられる場合は、がんの周囲1～2㎝の部分を扇状に切除する

がんの広がりが少ない場合におこなわれ、がんの周囲1～2㎝の範囲を丸く切除する

乳房全切除術

術後の生活を考慮した手術法が主流

乳房全切除術は、がんができた側の乳房全体を切除する手術です。がんが大きい、多発しているなど、乳房部分切除術の対応可能な範囲を超えている場合に選択されます。

がんが広範囲に広がっている場合などは、0期やⅠ期の早期がんでも全切除が必要になります。リンパ節への転移があれば、乳房部分切除術と同じように、リンパ節郭清をおこないます。

術式は、胸の筋肉（大胸筋・小胸筋）とリンパ節をどのくらい残すかによって異なります。

がんが胸骨に達している場合には、術前に薬物療法をおこない、がんを小さくしてから手術をしますが、ひと昔前までは、主に、乳房のふくらみだけでなく胸の筋肉と腋窩リンパ節（わきの下のリンパ節）すべてを切除する「胸筋合併乳房全切除術（ハルステッド法）」がおこなわれていました。

しかし、がんの治療には薬物療法との組み合わせが重要とわかってきたことから、広範囲な大胸節浸潤がある場合を除いて、ほとんどおこなわれることはなくなりました。現在では、胸筋は残して乳頭・乳輪を含む皮膚を切除する「胸筋温存乳房全切除術」が主流となっています。胸筋を温存することで、より患者さんのＱＯＬ（生活の質）、整容性が保たれるようになりました。

切除手術と同時に乳房再建（100頁）を希望している方には、乳房のかたちがより保たれやすい、乳頭を含む皮膚を残す「乳頭乳輪温存乳房全切除術」もおこなわれています。

手術法も年々進歩し、がんを効果的に取り去りつつ、術後の生活も考慮された方法が増えてきました。

乳房全切除術の術式

切除する範囲によっていくつか術式があるが、主流は大胸筋は残すもので、乳房再建をする場合は乳頭・乳輪も温存する術式が選択されることも

主な乳房全切除術の術式

胸筋合併乳房全切除術（ハルステッド法）

乳房（乳頭含む）、大胸筋・小胸筋、腋窩リンパ節を切除する方法。現在はほとんどおこなわれていない

胸筋温存乳房全切除術

乳房、乳頭・乳輪を含む皮膚を切除する方法。胸筋は温存する。現在の標準的な術式

乳頭乳輪温存乳房全切除術

乳頭・乳輪を含む皮膚、胸筋を残し、乳腺組織を切除する。乳房再建をする場合におこなわれる

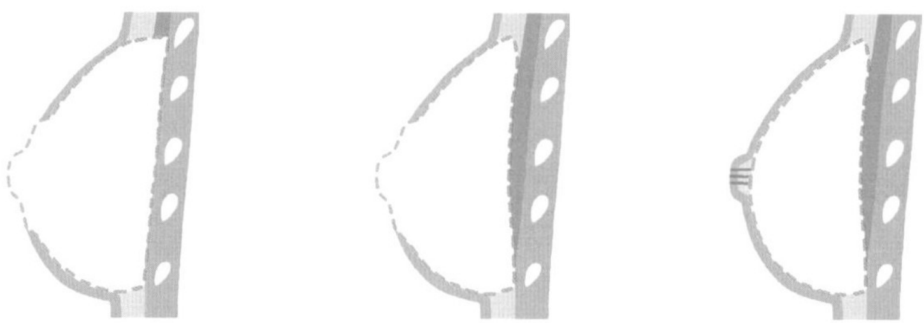

広範囲な大胸筋浸潤がある場合を除いて、現在はほぼおこなわれない

胸筋を残すために、肋骨が浮き出ることがない。乳房を再建する場合は、乳房再建時に乳頭・乳輪も再建が可能

乳房再建術を同時におこなう場合に選択され、整容性が保たれやすく、自分の乳頭・乳輪で再建できるのがメリット

メリット・デメリットをよく検討

乳頭乳輪温存乳房全切除術は、乳房再建術の広まりとともに増加傾向にある術式。上記のような整容性に関するメリットがあるが、温存した乳頭・乳輪部分の血流が悪化して壊死することもある。このようなデメリットも理解のうえ検討を

リンパ節郭清と合併症

合併症のリンパ浮腫は長期間注意が必要

乳房周辺のリンパ節は、胸骨、鎖骨のそば、わきの下に多くみられます。このうち、わきの下のリンパ節は腋窩リンパ節といい、乳がんで最初に転移がおきやすい部位であり、もっとも転移の頻度が高いことがわかっています。手術前の検査で転移が明らかな場合は「腋窩リンパ節郭清」をおこないます。

郭清とは、医療では、すっかり取り去ることを意味する用語で、リンパ節郭清はがん周辺にあるリンパ節をすべて取り除く外科的治療法のひとつです。腋窩リンパ節は10～20個ほどで脂肪の中に埋まっていいます。数ミリと小さいうえに脂肪と似た色をしているため、確実に取り出すには、わきの下の脂肪ごと切除することになります。この処置で生存率が高くなるという確認はなされていませんが、リンパ節の再発を防ぐ効果はあります。

リンパ節郭清範囲は、転移しやすい順にわきの下から鎖骨に向かい、レベルⅠ～Ⅲと進んでいきます。通常レベルⅠ、Ⅱの郭清で、十数個のリンパ節を削除しますが、リンパ節の数は個人差があるため、いくつ取るかではなく、取る範囲を重視します。

以前はレベルⅢ以上を郭清することもありましたが、広く切除しても再発リスクが減少する確証はなく、むしろ合併症のリスクが大きいことから、通常はレベルⅡまでにとどめるケースが一般的となっています。ただし、レベルⅠの郭清でも手術した側の腕、胸、背中のリンパの流れが滞り、腕のしびれや痛み、腕の動きが悪くなるなどの合併症が出ることがあります。

リンパ節郭清による合併症の対策については第4章（140頁）でくわしく解説しています。

リンパ節の郭清範囲とリンパ節郭清の合併症

最初にリンパ節転移が認められるのが、わきの下の「腋窩リンパ節」で3レベルに分けられる。また、郭清による合併症があることも知っておこう

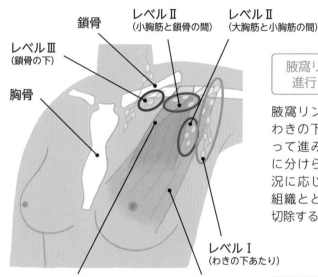

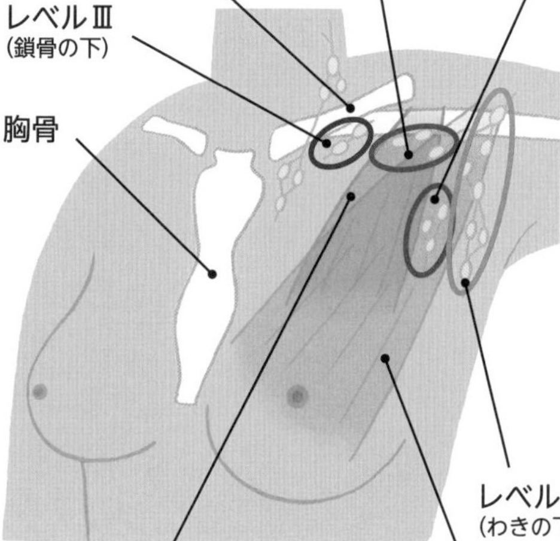

腋窩リンパ節郭清の進行レベルと範囲

腋窩リンパ節の転移は、わきの下から鎖骨に向かって進み、レベルⅠ～Ⅲに分けられる。転移の状況に応じて、周囲の脂肪組織とともにリンパ節を切除する

リンパ節を切除したことにより、リンパ液の流れが悪くなり、たまってむくむ「リンパ浮腫」は、放置すると組織がかたまることも。また、手術から10年後におこることもある。肥満などが危険因子とされ、長期にわたり注意が必要となる。手術前に腕周りのサイズを測っておくことで、浮腫の早期発見につながる

自分でできる対策などは
第4章(140頁)を参照

リンパ節郭清の合併症と発現率

- 腕の浮腫(むくみ) 10～18%
- リンパ液の貯留 たびたび
- 腕の動きが悪い 16～42%
- 腕の痛み 14～25%
- 腕のしびれ 70～80%

Morrow M. Breast Cancer.6(1):1-12,1999

センチネルリンパ節生検

世界中で有用性が認められた検査法

術前の検査でリンパ節への転移が明らかでない場合、手術中に「センチネルリンパ節生検」をおこない、リンパ節郭清が必要かどうかを調べます。

がん細胞は特定のリンパ節へ転移したあと、周囲のリンパ節へ広がっていくとされています。乳がんで乳腺から最初に流れつくリンパ節が「見張り役（センチネル）」の意味をもつセンチネルリンパ節です。センチネルリンパ節に転移がなければ、それ以上の転移がないと判断できるため、腋窩リンパ節郭清を省略できます。以前は、乳がん手術の全例でリンパ節郭清がおこなわれていましたが、現在はセンチネルリンパ節生検が普及し、不要なリンパ節郭清をしなくてすむようになりました。

センチネルリンパ節をみつけ出すには、色素や放射線同位元素（微量の放射線を出す物質）を用います。乳房に両方、またはどちらか一方を注入し、色素の色やアイソトープがリンパ節に集まる様子をみてセンチネルリンパ節を見極め、それを取り出して術中に迅速病理検査にまわします。センチネルリンパ節に転移が認められた場合、乳房とともにリンパ節も切除します。

しかし、最近では、センチネルリンパ節に転移があっても、一定の条件を満たせば、リンパ節を残しても生存率は低下せず、再発率も上昇しないという報告から、リンパ節郭清をおこなわないこともあります。センチネルリンパ節への転移が少ないと考えられて、術後に放射線治療や薬物療法をおこなうなどに該当する場合、リンパ節郭清を省略できる可能性もあります。

センチネルリンパ節生検の進め方

術前にリンパ節転移が確認できなかった場合は、一番最初に転移がおこるセンチネルリンパ節を術中に同定して取り出し、病理検査をおこなう

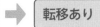

術前検査でリンパ節転移を確認

→ **転移あり**：乳房切除手術時にリンパ節郭清もおこなう（術前薬物療法で消失した場合は、おこなわないこともある）

↓ **転移不明**：乳房切除手術時にリンパ節生検を同時におこない、術中にリンパ節転移の有無を確認

センチネルリンパ節生検

色素法

麻酔後、執刀前に色素が入った薬剤を乳輪の皮膚内に注入し、わきの下を切開してみて、色素が集まった場所がセンチネルリンパ節

アイソトープ法

手術前日もしくは当日の朝に、微量のアイソトープを乳輪の皮膚内に注入し、専用の器具でアイソトープが集まった場所を確認

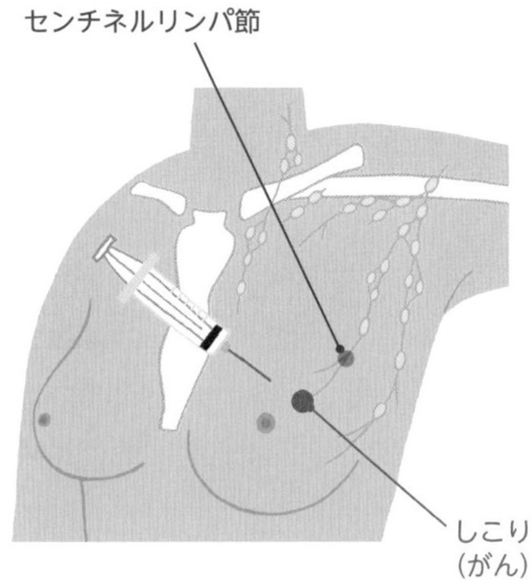

↓

術中病理検査で2㎜以上の転移が見つかれば、リンパ節郭清をおこなう

手術後に治療方針を再検討

遺伝子検査でがんの性質をより詳しく

乳がんの現状を正確に把握するには、術後におこなう病理検査が重要になります。

この結果と閉経などの患者さんの状態を含めて検討し、転移・再発リスクを予想し、手術後の治療方針を決定します。

手術後の病理検査では多くの情報が得られます。

まず、がんが周囲の組織に浸潤しているか、浸潤していればその程度を調べます。がん周囲の脈管（血管やリンパ管）の中にがん細胞がみられる脈管侵襲が確認されると、再発・転移の可能性が高いと判断できます。さらに、顕微鏡でみたがん細胞の形から悪性度を判断します。悪性度は3段階あり、グレードの数値が大きいほど、再発・転移しやすいがんであるといえます。

リンパ節郭清をおこなった場合は、リンパ節転移が4個以上か、転移巣の大きさが2㎜以上かなど、個数や大きさも術後の治療に影響を与えます。

さらに、サブタイプ分類に関するがんの性質（ホルモン受容体、ＨＥＲ2、Ｋｉ－67）も改めて確認します。これらの検査結果が、術後のホルモン療法、薬物療法の指針となります。

近年、ルミナルタイプの乳がんの性質をより詳しく知るための遺伝子検査のひとつ、多遺伝子アッセイ（複数の遺伝子の発現状況を調べる検査法）の有用性が明らかとなってきました。現時点では、21の遺伝子の発現を調べるオンコタイプＤＸがもっとも科学的根拠が豊富で、２０２3年より保険適用となりました。

そのほか、日本人のデータをもとにキュアベスト・95ジーシー・ブレストもつくられています。

術後病理検査で調べること

手術で切除したがんを病理検査にまわし、以下のことについて改めて調べる。がんの性質や再発リスクを検討し、術後の治療方針を決めていく

① がんの大きさ
がんの最大径を調べる。また、術前薬物療法をおこなった場合は、効果がどの程度だったかもチェックする

② ホルモン反応性
女性ホルモン受容体（エストロゲン受容体＝ER、プロゲステロン受容体＝PgR）の発現の状況から、女性ホルモンによってがんが増殖するタイプ（ルミナル・ルミナルHER2タイプ）かどうかを調べる

③ HER2タンパクの発現状況
HER2が過剰に発現するHER2陽性タイプ（HER2・ルミナルHER2タイプ）かどうか

④ がんの増殖能
がんの増殖スピードの目安となるKi67の染色率が高いほど、増殖スピードが速い

⑤ がん細胞の悪性度
グレード１～３まであり、数字が大きいほど悪性度が高く、再発率も高い。俗に「がんの顔つき」ともいわれる

⑥ 脈管浸潤の状況
がんが周囲の脈管（血管やリンパ管）に浸潤しているかどうか。浸潤していれば、再発リスクが高いと考えられる

⑦ 腋窩リンパ節転移の状況
わきの下のリンパ節に転移がみられるか、みられる場合はその個数など

多遺伝子アッセイ「オンコタイプDX」が2023年9月から保険適用に

切除したがん組織に、がんの発生・増殖にかかわる遺伝子がどれだけ発現しているかを調べて再発リスクを予測するのが多遺伝子アッセイとよばれる遺伝子検査。とくに、ホルモン受容体陽性・HER2陰性の乳がんでは、術後薬物療法の判断がむずかしく、この遺伝子検査が有用となる。2023年９月から、ホルモン受容体陽性・HER2陰性でリンパ節転移０～３個の浸潤がんの場合、21個の遺伝子を調べる「オンコタイプDX」が保険適用となった

乳房再建術のタイミング

術後何年経っても乳房の再建は可能

乳房再建術とは、乳房切除術によって変わった乳房の形状「整容性」を取り戻すための手術です。乳房の手術治療では、見た目が変わることによる喪失感、精神的なダメージに加え、左右のバランスが崩れることで姿勢が悪くなったり、肩こりなどの不調が出ることもあります。

乳房を再建することは、心身の悩みを解決し、手術後の日常生活の向上にも役立ちます。なお、乳房再建により乳がん再発の危険性が増す、再発の発見や治療を困難にすることはありません。

乳房再建は用いる材料によって「自家組織」と「インプラント（人工乳房）」に分けることができ、それぞれメリットとデメリットがあります（102頁）。再建術をおこなう時期も、乳房全切除術と同時におこなう「一次再建（同時再建）」と、手術後に改めておこなう「二次再建」があります。現在、乳房再建をおこなう人の多くが一次再建を希望されます。1回の手術で完了し、乳房のふくらみを失う経験をしなくてすむ利点は大きいですが、比較的短い時間に術式を決定しなければなりません。それに対して、自家組織で再建する二次再建の場合、乳房切除の経過をみながらおこなうため、乳房のかたちや切除していない側のバランスなどをゆっくり考え、計画的にのぞむことができます。

術後何年たっても、患者さんの希望があれば乳房の再建は可能です。一方で、乳房再建は手術なので、患者さんの健康状態によっては避けたほうがよいこともあります。慢性疾患など持病がある人は、担当医、再建術を担当する形成外科医と十分に話し合い、ベストタイミングを選択しましょう。

乳房再建の方法

乳房再建には、自家組織を使うかインプラントを使うか、乳房切除の手術と同時か後からおこなうかなどの選択肢がある

時期	回数	方法	特徴
一次再建	一次一期再建	ダイレクトインプラント法	●乳がん手術と同時に再建手術をおこない、1回で完結する ●皮膚が残せる場合で条件が整えば、ダイレクトインプラント法が可能 ●乳頭・乳輪が残せる「乳頭乳輪温存全乳房切除術」の場合は1回で完了する
		自家組織移植	
	一次二期再建	インプラント法(エキスパンダー+インプラント)	●乳がん手術時に、一般的には大胸筋の下にエキスパンダーを入れ、皮膚をゆっくりと拡張させた後、インプラントと入れ替えるため、2回手術が必要
二次再建	二次一期再建	自家組織移植	●乳がん手術とは別の時期におこなう ●インプラントの場合は、エキスパンダーの挿入と、インプラントとの入れ替えで2回手術をおこなう
	二次二期再建	インプラント法(エキスパンダー+インプラント)	

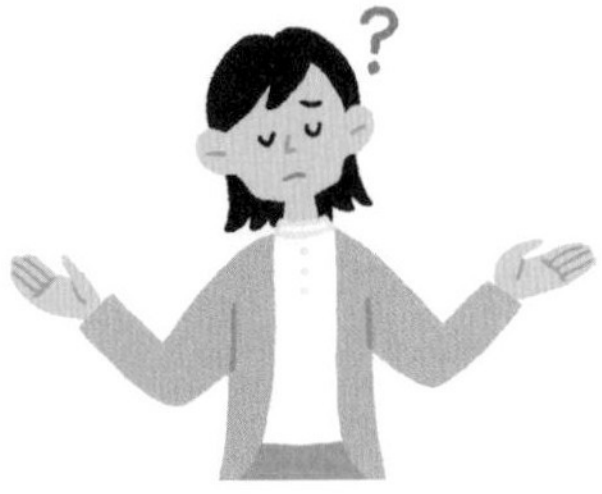

まずは乳がん治療に集中したい場合は、あせらずじっくり検討して大丈夫。手術後何年経っても全身状態がよければ再建は可能

乳房再建術のいろいろ

いずれもメリット・デメリットがある

自分のからだの筋肉や脂肪などの「自家組織」を乳房に移植する場合、1回の手術で再建できます（一期再建）。腹部の脂肪を使う「腹直筋皮弁法」、筋肉を残して腹部の脂肪と栄養を送る血管のみを移植する「穿通枝皮弁法」、背中の皮膚や脂肪、筋肉の一部を切除して用いる「広背筋皮弁法」などの方法があります。自分の組織を使うのでより自然な再建ができますが、おなかや背中に大きな傷が残り、入院期間も少し長くなります。

人工乳房を挿入する「インプラント法」は、通常2回に分けておこないます（二期再建）。

1回目の手術で、乳房の大胸筋の下にエキスパンダー（組織拡張器）という袋を入れます。外来で、数ヵ月かけて袋に生理食塩水を入れて少しずつふくらませ、皮膚を伸ばします。2回目の手術でエキスパンダーを取り出し、インプラントを入れて乳房の形を再建します。腹部や背中に傷ができず、手術も簡単で体への負担が少ない反面、人工物なのでもとの乳房のような自然なかたちや柔らかさは得られにくく、皮膜拘縮*や感染のリスクもあります。

乳頭・乳輪を残す乳頭乳輪温存乳房全切除術の場合で条件が整えば、乳がん手術と同時にインプラントを入れる同時再建（一期再建）も可能です。

現在はどちらの方法も保険適用となり、インプラント法を希望する人が増えていますが、それぞれメリット、デメリットがあります。乳房再建をしないのも選択肢のひとつ。また再建といっても、もとの乳房とまったく同じにはなりません。事前にどの程度かたちを取り戻せるのか、どの再建方法が自分に合っているかを相談しておく必要があります。

用語解説

皮膜拘縮　インプラントの周囲できた繊維状の膜が硬く縮み、乳房が変形する症状。強い痛みをともなうこともある。

乳房再建術の術式

自分のからだの組織を使う「自家組織移植」と人工乳房を用いる「インプラント法」があり、いずれも保険適用となっている

自家組織移植

腹直筋、広背筋を移植するほか、腹部の脂肪と血管を移植する「穿通枝皮弁法」もあるが、技術的にむずかしく医療機関も限られる

腹直筋皮弁法

腹直筋・皮膚・脂肪・血管を使用。
腹筋が弱くなるリスクが

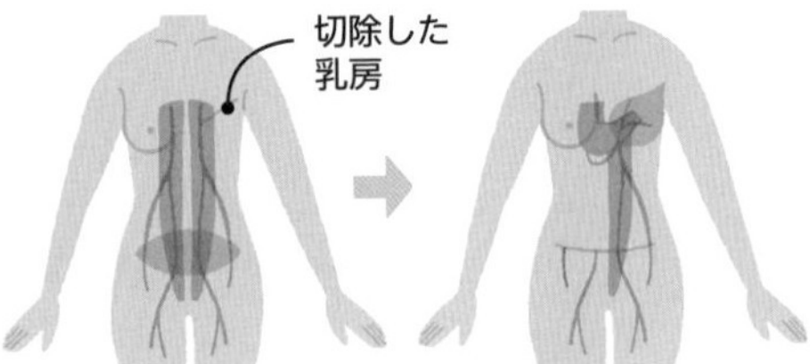

腹部を切開し、再建する乳房と左右反対側の腹直筋を、皮膚・脂肪・筋肉・血管といっしょに切り離す

胸に移植し、血管を吻合(ふんごう)、形成。再建乳房が安定したのち、乳頭・乳輪を再建

広背筋皮弁法

広背筋・皮膚・脂肪・血管を使用。
腹直筋皮弁法より負担が軽い

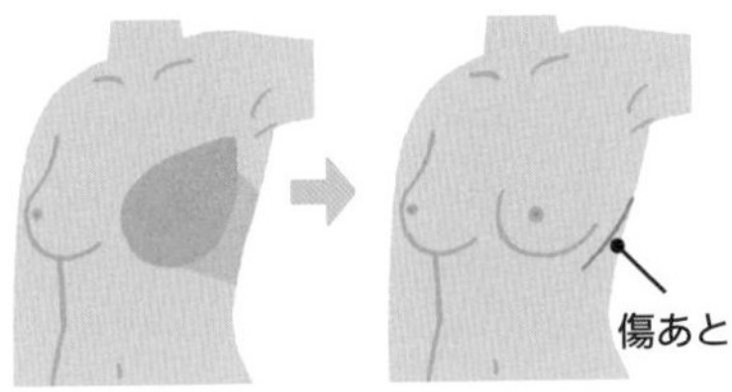

広背筋・脂肪・皮膚を切り放し、血管はつながった状態で皮膚の下から胸部に移植

形成し、再建乳房が安定したのち乳頭・乳輪を再建

インプラント法

胸筋の下にシリコン製の人工乳房を挿入する。通常は2回の手術が必要

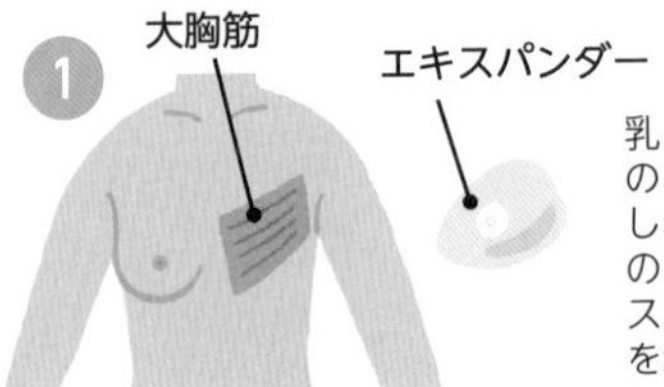

乳房切除時の傷を切開し、大胸筋の下にエキスパンダーを埋め込む

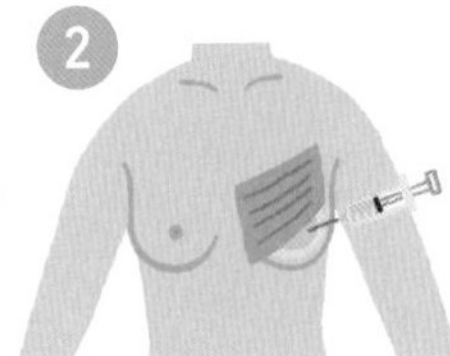

数週間ごとにエキスパンダーに生理食塩水を注入し、少しずつふくらませて皮膚を伸ばす

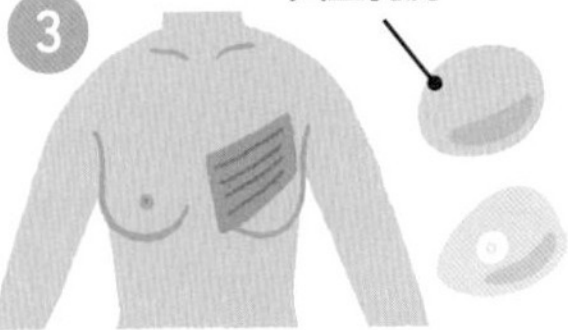

再び切開して、エキスパンダーを取り出し、シリコン製の人工乳房を挿入

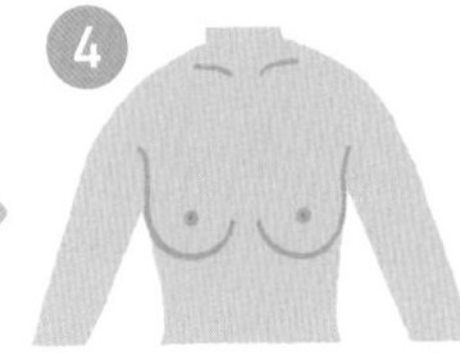

再建乳房が安定したのち、乳頭・乳輪を再建

放射線療法は手術とセットで

少量の放射線を連続してくり返し照射

乳房部分切除術は放射線療法とセットでおこないます。

がんを切除したあとの乳房に残っている可能性のある小さながん細胞の根絶が目的です。放射線療法をおこなわない場合と比べ、再発率が約3分の1になることがわかっています。

さらに、わきの下のリンパ節に転移が多い場合は、全切除術でも胸壁に照射します。

放射線が、分裂中の細胞のDNA（遺伝子）を損傷します。分裂スピードが速いがん細胞はダメージが大きく、効率的にがん細胞を攻撃できます。少量の放射線による損傷であれば、正常細胞の遺伝子は数時間で修復できますが、がん細胞は回復が遅いので、修復が追いつかないペースでくり返し照射するのが効果的とされています。

放射線療法は、手術の傷が回復するのを待って、約1ヵ月後に開始します。乳房全体に1回2グレイ（Gy／放射線の単位）を週5日5週間にわたって計25回、もしくは1回の照射量を多くして16回に短縮する方法（寡分割法）もあります。がん細胞の取り残しが高い場合は、がんの残存が予測される場所に1回2グレイ、5～8回追加照射をおこないます。1回の線量や照射の間隔は、からだへの負担がなく、がん細胞にダメージを与えるよう設定されています。

放射線を当てている時間は1～2分ですが、休日を除く毎日、数週間通院する必要があります。途中で長く休むと効果が下がるため、なるべく通いやすい近隣の医療機関で受けるなど主治医に相談しましょう。

放射線療法の進め方

乳房部分切除術は、放射線療法とセットでおこなわれる治療。取り残した可能性のある微小ながん細胞を根絶する目的で実施される

放射線照射時は両腕を上げる姿勢でおこなうため、**腕が上がる必要がある**

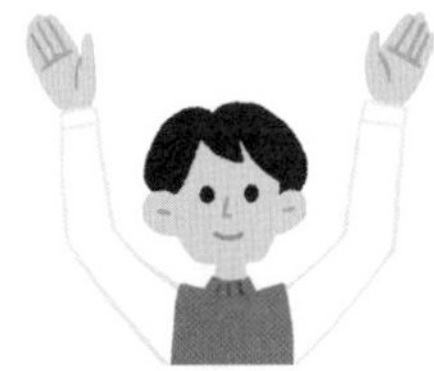

手術

↓ **約1ヵ月**

手術の傷口が落ち着き、両腕が上げられるようになったら開始。術後数週間後が目安となる

放射線治療開始

↓ **5〜6週間**

５〜６週間、連続して通院が必要。途中で休止すると治療効果が下がってしまうため、可能な限り通いやすい医療機関でおこなうのがベター。施設によっては、３週間に短縮（寡分割法）ができるところも

追加照射

↓

治療終了

照射スケジュール例

- **通常**
  2グレイ／日×週5日×5週＝50グレイ
- **寡分割法（短縮）**
  2.66グレイ／日×週5日×3週＋1日＝42.56グレイ
- **追加照射（ブースト）**
  2グレイ／日×5〜8回＝10〜16グレイ

＊追加照射すると局所再発リスクが下がる

放射線療法の方法

①

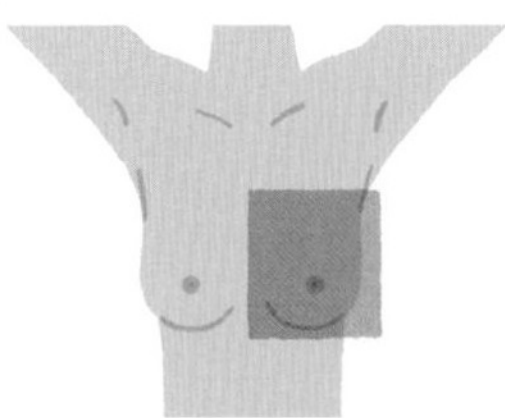

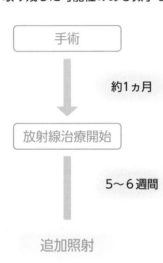

治療開始前に計画CT撮影で放射線の照射範囲を決める。その範囲をインクでマーキングする

②

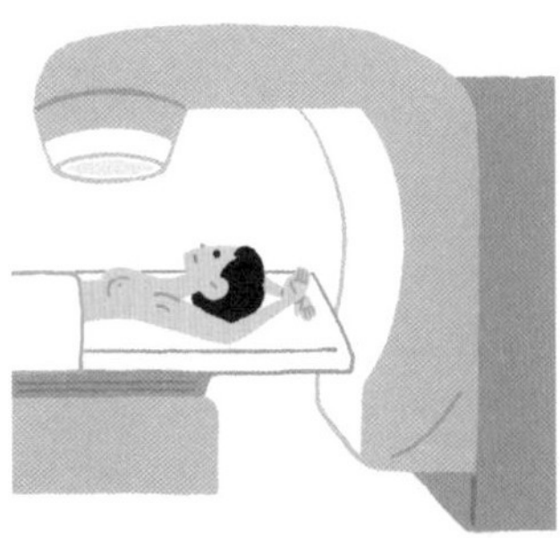

上半身の衣服を脱いだ状態で、ベッドに仰向けになって両腕を上げ、放射線照射を受ける。マーキングされた部分にのみ照射される。照射時間は1〜2分

放射線療法の副作用と対処法

治療後しばらくして現れる症状に要注意

照射した放射線は通過してからだに残りませんが、正常な細胞も少なからずダメージを受けているため、副作用がおこることがあります。

治療中、治療直後に出る副作用は急性障害といわれ、主に皮膚症状として現れます。照射した部分が軽いやけどのように赤くなる、ヒリヒリしたり、まれに水ぶくれや皮がむけることもあります。放射線治療中は皮膚が弱くなっているので、摩擦や化粧品などの刺激を避けます。からだを洗うときもこすりすぎず、絆創膏なども避けましょう。治療中にだるさや倦怠感が出たときは、無理をせず休息をとって治療を中断しないよう体調維持につとめてください。

治療後、数ヵ月から数年たって晩期障害といわれる副作用が出る可能性があります。照射した部分の乳房が少し小さくなったり硬くなったりする皮膚症状のほか、頻度は1～3％程度ですが治療から数ヵ月後に症状が出る「放射線肺臓炎」などです。咳や微熱が続くときは、担当医に相談を。ほかの医療機関で治療を受ける際は、放射線治療を受けていると伝えること。なお、放射線治療を受けた側の乳房は乳汁をつくる機能が失われますが、反対側の乳房で授乳できます。また、放射線により皮膚が硬く伸びにくくなることで、乳房再建がむずかしくなります。汗腺に対する永久的なダメージのために、汗が出なくなり、熱がこもったように感じたり、乾燥しやすくなるので、こまめな保湿が必要となります。

放射線治療による新たながん（二次がん）の発症は非常にまれですが、ゼロではありません。しかしながら、放射線治療を受ける利益が乳がん再発の危険性を大きく上回ると考えられています。

放射線療法の副作用

放射線はからだに残ることはなく、強い副作用は報告されていないが、照射直後の急性障害と終了後数ヵ月以降にみられる晩期障害がある

急性障害

照射した部分の皮膚症状や疲労感などが主な症状

疲れ・だるさ

疲れを感じたら、十分に休息をとること。照射後は、とくに疲れを感じなくても、激しい運動や無理な仕事は控える

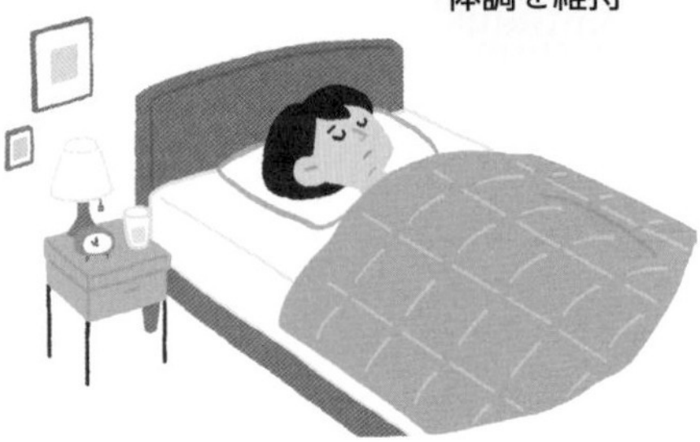

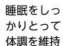

皮膚症状

皮膚の赤み、痛み、かゆみなどが出ることがあるが、放射線療法終了後1～2週間程度で回復することがほとんど

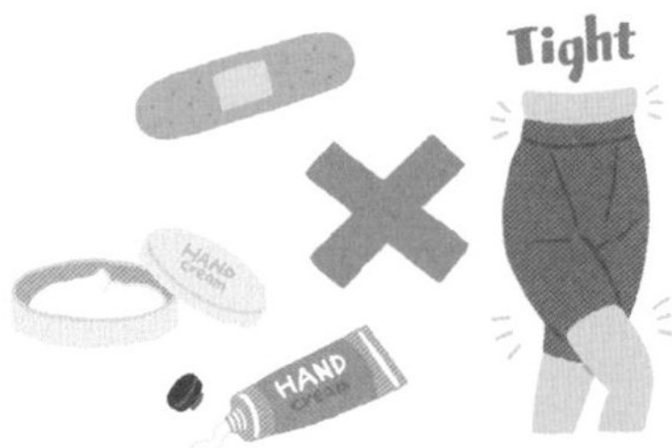

放射線によって皮膚が弱くなっているので、絆創膏や自己判断でのクリームなどの使用は避け、締め付けや摩擦の少ない衣服を選ぶ

晩期障害

照射後数ヵ月後に現れることがあるが、頻度はまれ

100人に約1人の割合で放射線肺臓炎が、100人に約2人の割合で器質化肺炎がおこることがあり、咳・微熱・息苦しさ・倦怠感などの症状が現れる。そのほか腕のむくみなどがある

母乳への影響

放射線を照射した側の乳房では乳汁がつくれなくなるが、反対側の乳房で授乳が可能

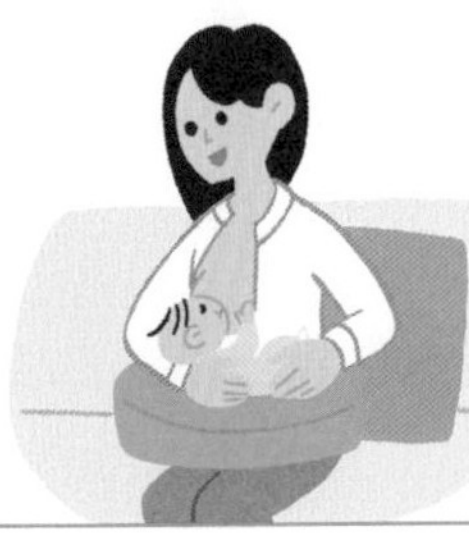

薬物療法の目的と種類

新たな治療薬が加わって4種類に

乳がんは手術でがんを切除しても、検査ではわからない微小ながんが全身に広がっている可能性があります。それが「がんは全身の病気である」といわれるゆえんです。乳房から血液やリンパの流れによって全身へ運ばれるがんは「薬物療法」で対処します。乳がんは薬がよく効くがんとして知られています。近年、新薬の開発が進み、乳がんの性質（サブタイプ）から効果が期待できる薬の選択が可能になりました。

初期治療での薬物療法は、手術の前と後で目的が異なります。術前薬物療法はがんを小さくする、薬剤の効果を確認する意図があります。多くの臨床試験を経て、それぞれの薬の標準的な使い方が確立されています。そのガイドラインに沿って決められた期間投与したら終了となります。術後に薬物療法が必要な場合には、術前におこなうことが増えています。ただし、初期治療の段階で遠隔転移（離れた臓器に転移がみられる）が認められる場合は、がんの進行を遅らせ、症状をやわらげるために薬が用いられることになります。

これまで乳がんの治療薬は、ホルモン療法薬、抗がん剤、分子標的治療薬が用いられてきましたが、現在は免疫チェックポイント阻害薬を加えた4種類とする傾向にあります。どの薬を選択するかは乳がんのサブタイプによって変わります。

抗がん剤は、性質を問わず、再発の危険性が高ければ使用されますが、ルミナルタイプにはホルモン療法薬、ＨＥＲ2タイプでは、分子標的薬の抗ＨＥＲ２薬が使われます。

4つの薬物療法

がんの性質であるサブタイプによって、それぞれに適した薬物が使われる。新薬の開発はめざましく、また術前に使うことで手術の負担が低減される傾向にある

ホルモン療法

対象となるサブタイプ ルミナルタイプ

女性ホルモンの影響を受けるタイプの乳がんには、エストロゲンの分泌を抑制したり、受け皿となるエストロゲン受容体と結合するのを妨げる薬剤を使う「ホルモン療法」が有効。閉経前後で使用する薬剤が変わり、5〜10年服用する。基本的に手術後におこなわれるが、近年は術前に使われるケースも

抗がん剤治療（化学療法）

対象となるサブタイプ すべてのサブタイプ

サブタイプを問わず用いられるが、ホルモン受容体陰性のタイプで重要である。がん細胞のDNAを攻撃したり、がん細胞の分裂・増殖を抑えるなど、複数の種類の薬剤を組み合わせる治療となる。術前におこなうことで治療効果が向上している

分子標的治療

対象となるサブタイプ HER2タイプ

標的とする特定の分子のみに働く「分子標的治療薬」による治療法。代表的なのが、HER2タンパクに作用する「抗HER2薬」で、HER2の発現がみられるHER2タイプが適応となる

免疫チェックポイント阻害薬

対象となるサブタイプ トリプルネガティブ

免疫機能の「T細胞」が、がん細胞を攻撃する力を強めるのが免疫チェックポイント阻害薬で、乳がんの薬物療法では新しい治療法。抗がん剤と併用することで高い治療効果が期待でき、トリプルネガティブの転移・再発がんのほか、近年は術前の使用でも有効性が認められている

ホルモン療法の薬剤

「ホルモン受容体陽性乳がん」に効く

ホルモン療法は「内分泌療法」とも呼ばれます。がんの性質では、乳がん全体の7～8割を占めるルミナル・ルミナルHER2タイプに有効とされる治療です。がん細胞に女性ホルモンのエストロゲン、プロゲステロンのどちらか一方、もしくは両方の受け皿となる受容体がみられ、その割合が多いほど効果が得られる可能性は高くなります。

初期治療の一環として手術後に使用することによって、再発や転移の可能性を半分近く減らせます。遠隔転移がある、さらに再発した乳がんに対しても、寿命を延ばす効果が認められています。

ホルモン療法の薬剤は、エストロゲンがその受容体と結合をしないようにする「抗エストロゲン剤」と、体内のエストロゲンの量を減らす「LH−RHアゴニスト製剤」「アロマターゼ阻害薬」があります。閉経前後では、エストロゲンが分泌されるしくみが違うため、使用する薬も異なります。

閉経前は、脳から出るホルモンの指令を受けて卵巣からエストロゲンが分泌されます。そこで脳の指令をブロックするLH−RHアゴニスト製剤が使われます。閉経すると卵巣の代わりに副腎や脂肪から分泌される男性ホルモンの一部がエストロゲンに変換されます。閉経後には、この過程で働く酵素の働きを阻害するアロマターゼ阻害薬が用いられます。

抗エストロゲン剤は、本物のエストロゲンより前に受容体をふさぐ、いわば、にせものの女性ホルモンです。閉経の前後にかかわらず効果が期待できます。また、閉経前は抗エストロゲン剤とLH−RHアゴニスト製剤を併用することもあります。

ホルモン療法の薬剤

エストロゲンが受容体と結合することでがん細胞を増殖させるため、ホルモン療法では、エストロゲンの産生と受容体との結合を抑える薬を用いる

分類		薬剤(製品名)	方法	投与方法	働き
エストロゲン産生抑制剤	LH−RHアゴニスト製剤	ゴセレリン(ゾラデックス)	閉経前	皮下注射	脳の下垂体から卵巣へのエストロゲン分泌指令をブロックし、エストロゲンがつくられなくする
		リュープロレリン(リュープリン)			
	アロマターゼ阻害薬	アナストロゾール(アリミデックスなど)	閉経後	内服	副腎や脂肪から分泌されるアンドロゲンがエストロゲンに変換されるのをサポートする酵素・アロマターゼを阻害し、エストロゲンがつくられなくする
		レトロゾール(フェマーラなど)			
		エキセメスタン(アロマシンなど)			
抗エストロゲン剤		タモキシフェン(ノルバデックスなど)	閉経前・閉経後	内服	エストロゲンがエストロゲン受容体に結合するのを邪魔する
		トレミフェン(フェアストンなど)			
		フルベストラント(フェソロデックス)	閉経後	筋肉注射	エストロゲンがエストロゲン受容体を破壊してエストロゲン受容体を減少させる

『乳がんのおはなし』(監修/河野範男、編集/石川 孝、堀口 淳　特定非営利活動法人JONIE)をもとに作成

エストロゲン産生抑制剤の働き

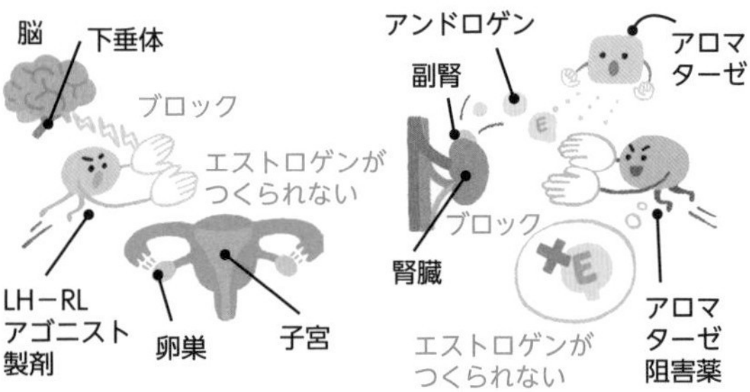

抗エストロゲン剤の働き

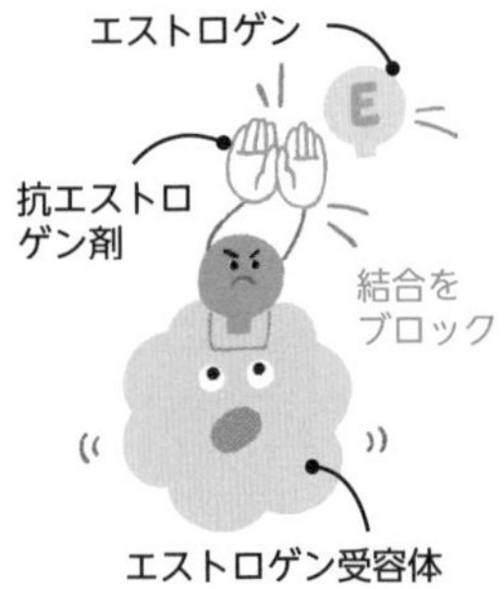

ホルモン療法の進め方

術後ホルモン療法は、閉経前ならば、抗エストロゲン剤のタモキシフェンを5～10年内服します。また、LH-RHアゴニスト製剤の注射を2～5年追加すると、さらなる再発リスクの低下が期待できます。また、閉経後にアロマターゼ阻害薬を1日1錠、5年間続けると、タモキシフェン単独5年間の服用とくらべ、再発予防効果が高くなります。リンパ節転移がある場合など、再発リスクが高い場合には、10年間のホルモン治療をおこなうことがあります。再発や遠隔転移がある場合、効果があるかぎり続けます。

更年期に似た症状や骨粗鬆症のリスクも

ホルモン療法の副作用は、抗がん剤と比較するとおだやかですが、エストロゲンの働きを抑えることで、更年期と似た症状が出ることがあります。主な症状は、ホットフラッシュと呼ばれるほてり、のぼせ、発汗です。アロマターゼ阻害薬では、明け方に手のこわばりや関節痛がよくおこりますが、動き始めると消失し、しだいに慣れるという人が多いです。

また、アロマターゼ阻害薬は長期的には骨密度の低下をまねきます。骨粗鬆症を防ぐために、骨を守る薬の使用、さらに骨に負荷をかける運動、カルシウムとビタミンDの摂れる食事を心がけることも大切で、抗エストロゲン剤へ変更することもあります。タモキシフェンの長期服用でわずかに子宮体がん*のリスクが高まることが指摘されており、不正出血などの症状があれば婦人科を受診します。

そのほか、頭痛や落ち込み、イライラ、不眠といった症状が出ることもあります。治療中は、ただでさえ、精神的に不安定になりがちです。カウンセリングなどをうまく活用してみましょう。

用語解説

子宮体がん　子宮体部の内側にある子宮内膜に発生する。子宮がん検診は子宮頸部の細胞診に加え、子宮体部の細胞診も受けたほうがよい。不規則な出血などがあれば、すぐに受診を。

ホルモン療法の実際

ホルモン療法の期間は基本的に術後5～10年間で、効果的な薬剤の組み合わせや投与期間もわかってきている。副作用は、更年期症状に似た症状に注意が必要

治療スケジュールの目安

閉経前

- 抗エストロゲン剤（タモキシフェン）／1日1回内服を5年

＋LH-RHアゴニスト製剤を2～5年追加すると再発リスクが低減

閉経後

- アロマターゼ阻害薬／1日1回内服を5年
- 抗エストロゲン剤（タモキシフェン・トレミフェン）／1日1回内服を5年

タモキシフェン単独5年よりもわずかに再発リスクが低減という報告も

ホルモン療法の副作用

のぼせ･ほてり（ホットフラッシュ）

服装の工夫や軽い運動などで対処を

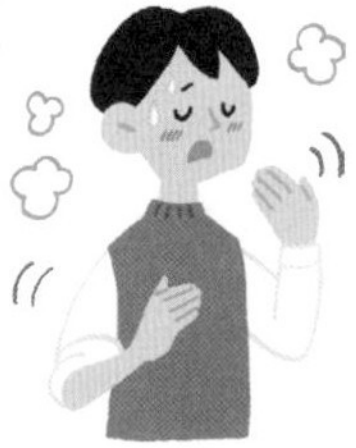

性器出血、膣の分泌物増加、膣の乾燥、膣炎

不規則な性器出血や下腹部の痛みがある場合は婦人科を受診する。なお、タモキシフェンの内服で子宮体がんのリスクがわずかに上がるが、乳がん再発予防効果のメリットが上回るとされる

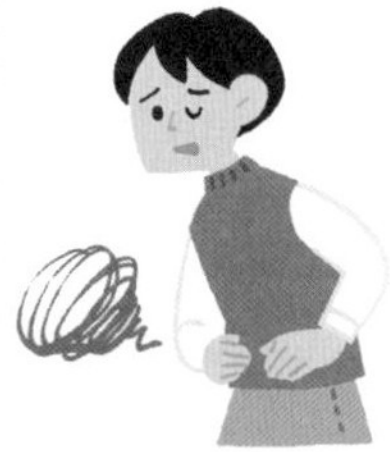

骨密度の低下、関節のこわばりなど

年に1回の骨密度の測定、カルシウムやビタミンDの摂取、定期的な運動を心がける。また、医師に相談のうえ、薬の変更や骨を守る薬の使用を検討

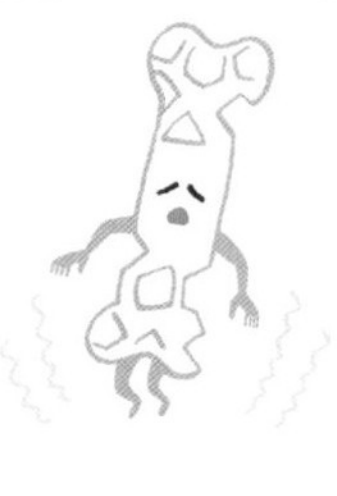

頭痛、落ち込み、イライラ、不眠など

症状が強い場合はカウンセリングなどを利用

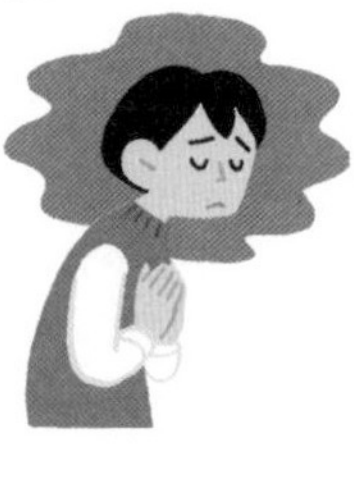

抗がん剤治療（化学療法）の進め方

現在は術前抗がん剤治療が主体に

薬物療法のひとつである「抗がん剤治療（化学療法）」は、がん細胞の遺伝子（DNA）を変化させることで、細胞の増殖を防いだり、直接がん細胞を攻撃して破壊します。場合によっては、手術前におこなうことで、がんを小さくし、切除範囲を少なくすることも可能です。

抗がん剤治療は、リンパ節の転移やがんの大きさにくわえ、サブタイプを考慮することが重要です。

ホルモン受容体陽性の場合、遺伝子をより詳しく調べる検査である多遺伝子アッセイ（98頁）の結果によって術後の抗がん剤治療をおこなうか検討するようになりました。

抗がん剤治療は、術前におこなっても術後でも乳がんの再発率や生存率は変わらないことがわかっています。

以前は抗がん剤治療は、手術後におこなうことが多かったのですが、現在は術前抗がん剤治療が主流になってきました。

術前抗がん剤治療でがんの消失も

術前抗がん剤治療では、70〜80％でがんの縮小がみられます。がんが完全消失するケースもまれではありません。その場合、明らかに再発が減少します。

なお、術前抗がん剤治療を続けている間に、がんが大きくなったり、抗がん剤の効果が少ないと予想される場合は、治療法を再検討して手術を早めることも考えられます。

術前抗がん剤治療の流れとメリット

術前に抗がん剤治療をおこなうことで多くの場合がん縮小し、乳房温存が可能になったり、薬剤の効果が見極められるというメリットがある

術前検査

がんが小さい・ホルモン受容体陽性

抗がん剤を術前に使用するメリットはないため、まずは手術となる

抗がん剤治療が適応

抗がん剤治療は術前・術後で再発率・生存率は同じため、抗がん剤治療が必要な場合は術前におこなうのが主流

術前抗がん剤治療

- がんを小さくして乳房を温存する
- 使用した薬の効果をみて、術後の治療法を検討できる
- 治療効果によって、術後の薬物治療を変更する

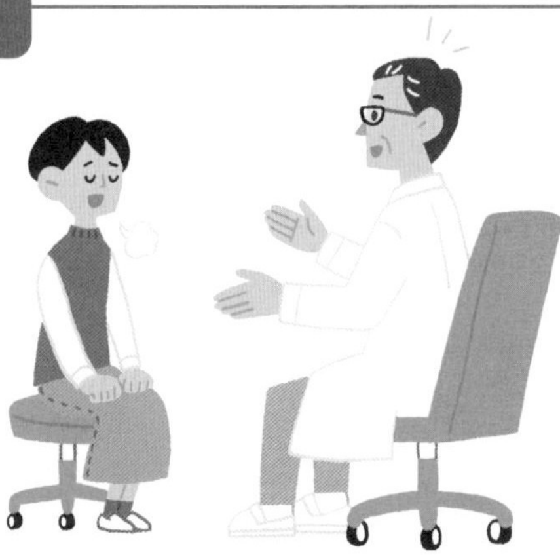

手　術

術後抗がん剤治療

- 術後の病理検査で、リンパ節転移が多いなど、抗がん剤治療が必要と判断された場合
- 原則、術前抗がん剤治療をおこなった場合、術後には実施しないが、術前抗がん剤治療でがんが残ったケースでは、術後に治療を追加・変更することがある

複数の抗がん剤を組み合わせて投与

乳がんの初期治療では、2~3種類の抗がん剤を組み合わせる「多剤併用療法」が一般的です。作用の異なる抗がん剤を併用し、さまざまな角度からがん細胞を攻撃することで治療効果を高め、正常な細胞への影響を減らすことを目的としています。

乳がん治療に使われている抗がん剤の種類は豊富です。代表的なものに、がん細胞のDNAに直接作用する「アントラサイクリン系」とがん細胞の分裂・増殖を抑える「タキサン系」、そしてこれら2つと併用して使われ、DNAの複製を阻害してがんを細胞死へ導く「アルキル化剤」などがあります。

使用する薬の頭文字をつなげて、AC療法（アドリアマイシン〈ドキソルビシン〉+シクロホスファミド）やEC療法（エピルビシン+シクロホスファミド）、TC療法（タキサン系薬剤〈パクリタキセル、ドセタキセル〉+シクロホスファミド）などと呼ばれます。

とくに、タキサン系は、AC療法やEC療法の前後で使うと効果的で、また消化器系の副作用が少ないというメリットもあります。

アントラサイクリン系の薬剤には心毒性（心臓を弱くする）などの副作用が懸念され、現在はこれを含まない治療法もおこなわれています。

「ピリミジン拮抗剤」は、DNAやRNA（遺伝情報の転写やタンパク質の合成に働く）の生成を妨げ、がん細胞の成長を止める働きがあります。副作用は比較的軽いとされ、下痢などの消化器系の症状や、手足の皮膚の障害などがみられますが、脱毛が少ないのが特徴です。前述の点滴による抗がん剤の補助的に使用されます。

転移・再発がんでは、エリブリン、ビノレルビン、ゲムシタビンといった薬剤もあります。

用語解説　微小管　チューブリンタンパク質で構成され、細胞分裂時に必要な細胞の成分のひとつ。

抗がん剤治療の主な薬剤

乳がんの抗がん剤治療で使用される薬剤は種類が多く、単剤のほか併用で用いられる多剤併用療法が主体

分類		薬剤(製品名)	投与方法	働きと特徴	併用療法
アントラサイクリン系		ドキソルビシン(アドリアシンなど)	点滴	がんのDNAを直接攻撃。体内への蓄積により心臓収縮力を弱める副作用に注意	AC
		エピルビシン			EC
アルキル化剤		シクロホスファミド(エンドキサン)	内服／点滴	DNAに作用して、がん細胞の増殖を抑制。アントラサイクリン系やタキサン系と併用されることが多い	AC、EC、TC
微小管*作用抗がん剤	タキサン系薬剤	パクリタキセル(タキソールなど) アルブミン懸濁型パクリタキセル(アブラキサン)	点滴	微小管*を安定化させることで、がん細胞の増殖・分裂を抑制	
		ドセタキセル(タキソテールなど)			TC、AT、TAC
	ビンカアルカロイド剤	ビノレルビン(ナベルビンなど)		微小管の形成を妨げて、がん細胞の増殖・分裂を抑制	
	チューブリン重合阻害薬	エリブリン(ハラヴェン)		微小管の伸長を抑制して、がん細胞の増殖・分裂を止める	
ピリミジン拮抗剤		フルオロウラシル(5-FUなど)	点滴	DNAやRNAの合成を妨げ、がん細胞の成長を抑制。副作用で脱毛が少ない	CMF、CAF、FEC
		テガフール・ウラシル(ユーエフティ)	内服		
		テガフール・ギメラシル・オテラシルカリウム(ティーエスワンなど)			
		カペシタビン(ゼローダなど)			
		ゲムシタビン(ジェムザールなど)	点滴		

薬剤投与のスケジュール

乳がんの多剤併用療法では、サブタイプやステージを考慮して患者さん一人ひとりに最適な抗がん剤の組み合わせが検討されます。

投与量も抗がん剤の効果を最大限引き出すよう基準が設けられています。薬剤投与の際は、身長と体重から割り出した体表面積にあわせた投与量と投与スケジュールを守ることが肝要です。

通常は通院して外来で受けます。治療にかかる時間は抗がん剤の組み合わせにより異なりますが、1回の治療で1~2時間ほどを要します。薬剤投与のスケジュールは、抗がん剤ごとに決められています。通常は、3週間に1回の点滴投与を4回（4サイクル）おこないます。治療期間は3ヵ月から6ヵ月です。

抗がん剤治療では、治療と治療の間にインターバルが設けられています。

抗がん剤は、がん細胞だけでなく、正常な細胞にも少なからずダメージを与えるので、治療を休む期間が必要です。

多剤併用剤では、インターバルの期間も細かく決められています。

間隔があきすぎると抗がん剤の効果を十分に得られません。そこで最近では、通常スケジュールと比べて、治療期間の短縮ができる方法として「Dose-dense（ドーズ・デンス）化学療法」が推奨されています。抗がん剤を投与すると、白血球が減って感染がおこりやすくなります。次の投与は白血球数が増える3週間後ですが、白血球の減少を防ぐ薬を使用することで2週間ごとの投与が可能となります。

このようにすることで、より高い治療効果が得られることがわかってきました。すでに、EC療法などで使われています。

抗がん剤投与のスケジュールパターン

使用する抗がん剤によって異なるが、代表的な投与例は以下の通り。
１回の点滴投与では、まず吐き気止めなど副作用に対する薬剤、それから抗がん剤、最後に生理食塩液の点滴をおこなう

AC・EC療法（アントラサイクリン系薬剤＋アルキル化剤）

●AC療法

	薬剤名	1週目	2週目	3週目	
A	ドキソルビシン（アドリアシン）	点滴（１回）	休み	休み	３週間に１回（約60分）が１サイクルで、４サイクルおこなう
C	シクロホスファミド	点滴（１回）	休み	休み	

●EC療法

	薬剤名	1週目	2週目	3週目	
E	エピルビシン	点滴（１回）	休み	休み	３週間に１回（約60分）が１サイクルで、４サイクルおこなう
C	シクロホスファミド	点滴（１回）	休み	休み	

TC療法（タキサン系薬剤＋アルキル化剤）

	薬剤名	1週目	2週目	3週目	
T	ドセタキセル	点滴（１回）	休み	休み	３週間に１回（約90〜120分）が１サイクルで、４サイクルおこなう
C	シクロホスファミド	点滴（１回）	休み	休み	

タキサン療法（ドセタキセルまたはパクリタキセル）

AC療法の後に追加で使われることが多い

	薬剤名	1週目	2週目	3週目	
T	ドセタキセル	点滴（１回）	休み	休み	３週間に１回（約120分）が１サイクルで、４サイクルおこなう
	パクリタキセル	点滴（１回）	点滴（１回）	点滴（１回）	１週間に１回（約90分）を12回おこなう

抗がん剤治療の流れ

吐き気止めなどの内服・点滴 → 抗がん剤の点滴 → 生理食塩液の点滴

使用する薬剤や組み合わせによって異なるが、1回の治療は左図のような流れになる。副作用に対する薬を投与、抗がん剤の投与、最後に点滴の管内にのこった薬剤を生理食塩液で流して終了。治療後にも副作用対処のための薬を内服する

抗がん剤治療の副作用

抗がん剤治療には副作用がつきものですが、個人差が大きいです。

抗がん剤治療を始める前は誰しも不安を感じるでしょう。時折、心配が過ぎて抗がん剤を投与する前に気分が悪くなる「予測性嘔吐」に見舞われる方もおられるほどです。

しかし、副作用の出方や程度には個人差があるので、担当医や看護師、薬剤師の説明をよく聞き、どのような症状が出るのか、症状が出たときの対処法を事前に知っておくと安心です。

抗がん剤は、細胞の分裂スピードが速いところに作用します。この特性により分裂・増殖を続けるがん細胞を攻撃するわけですが、同じように正常な細胞でも分裂・増殖がさかんな細胞が影響を受けやすく、副作用がおこりやすくなります。

たとえば、髪の毛のもとの毛根細胞が攻撃を受けると脱毛し、骨髄への影響では主に白血球（好中球）の減少により、細菌感染症が生じやすくなります。ほかにも口内炎や手足のしびれ、味覚異常、爪の変化、便秘や下痢など、抗がん剤の種類によってさまざまな副作用が出ます。

多くは一時的なもので、治療が終わればおさまりますが、脱毛は加齢や卵巣機能の低下、ホルモン療法などの影響で完璧に元通りにならないケースもあります。

しかし、抗がん剤の進歩とともに副作用への対応も進化しています。薬を投与する前に吐き気止めの内服と点滴をし、帰宅後も吐き気止めが処方されます。タキサン系薬剤は、治療後数年たっても手足のしびれが残ることがありますが、こうした副作用を軽減する研究もおこなわれています。副作用には個人差があるので、医師と相談しながら治療計画をたてていきましょう。

抗がん剤の副作用と対処法

抗がん剤は効果が高い反面、正常な細胞にも影響を与えてしまうため、副作用が出やすい。どんな症状が出るのか、その対処法を知っておくと安心

感染症

白血球のなかの好中球の数が減るため、免疫力が低下し感染症リスクが上がる

対策

こまめな手洗い・うがいを心がけ、外出時は人混みを避けてマスクを着用する。治療で好中球を増やす薬を使用することもある

手足のしびれ

タキサン系では治療後半に現れ、数年後にまで残ることもある

対策

点滴時にフローズングローブ（右図）などで手足を冷却したり、圧迫することでしびれ軽減の可能性がある。指先のマッサージや温めで血行をよくすることも有効

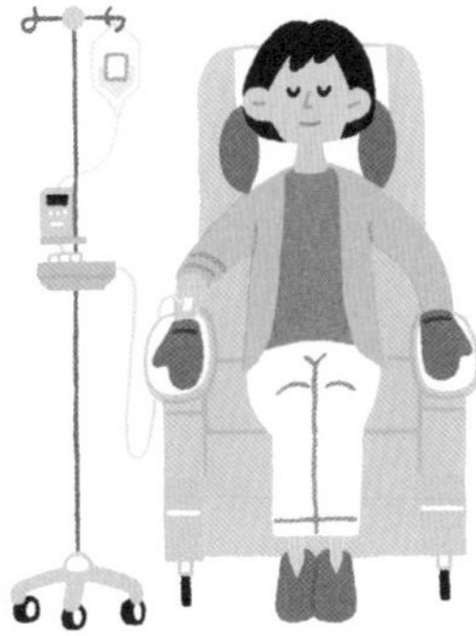

爪の異常

横溝が入って割れやすくなったり黒ずみがでることがある

対策

マニキュアなどで保護し、爪切りよりヤスリを使う。1年ほどで回復する

味覚障害・変化

塩味がわかりにくくなるなど、味の感じ方に変化がある

対策

一時的なものなので、味付けの工夫などで対応を。数ヵ月で戻る

下痢・便秘

抗がん剤が腸の働きに作用して排便に影響

対策

医師に相談し薬を処方してもらうほか、適度に体を動かし、水分摂取を心がける

口内炎

口の粘膜の荒れ、口内炎がみられる

対策

歯ブラシはやわらかいものを使い、こまめにうがいを。虫歯があれば治療前に治しておく。点滴時に氷などで口腔内を冷却するのが効果的といわれる

吐き気・嘔吐

消化管の細胞や嘔吐にかかわる神経に影響

対策

点滴投与前に吐き気止めを内服・点滴。治療後は吐き気止めが処方されることが多い。冷たい水でうがいをすると軽減。つらい場合は医師に相談を

脱毛

頭髪、眉毛、体毛が抜けることがあるが、治療が終わると再び生えてくる

対策

生えてくるまでは、帽子やスカーフ、ウイッグを活用（146頁）。洗髪はやさしく、ぬるま湯で洗い流す程度に

分子標的治療の進め方

分子標的治療の中心は抗HER2療法

分子標的治療薬は、ある細胞に過剰に発現している特定の分子を標的にし、それにだけ作用します。

がんの治療では、がんの増殖・転移・浸潤にかかわる分子をターゲットにし、がん細胞の特定の活動を抑える薬として開発されています。

がん細胞を標的と定めて攻撃するため、正常な細胞への影響は少ないとされています。

乳がんの分子標的治療にはHER2タンパクをターゲットとした抗HER2療法のほか、遺伝性乳がんで使用されるもの、血管新生を阻害するもの、骨転移を抑制するものがあります。

タモキシフェンも、ホルモン受容体をターゲットとした分子標的治療といえます。

抗HER2療法の代表的な治療薬がトラスツズマブ（製品名：ハーセプチン）です。

HER2陽性乳がんでは、がん細胞の表面にたくさんのHER2タンパクが存在します。HER2がほかのタンパク質（HERファミリー）と結合すると、「増殖せよ」という情報が細胞核に伝わり、がん細胞の増殖を促し、がんの進行を早めます。しかし、トラスツズマブがHER2と結合すれば、増殖のサインを核に送れず、DNA合成のスイッチが入りません。

さらに結合したトラスツズマブとHER2を目印に、免疫細胞ががん細胞を見つけて攻撃を始めます。

このメカニズムにより、がん細胞は死滅していくと考えられています。

抗HER2療法のしくみ

特定の分子にのみ作用することでがん細胞の増殖を抑える分子標的治療の中心は、HER2タンパクを標的とした抗HER2療法だ

HER2陽性乳がんが増殖するしくみと抗HER2薬の働き

がん細胞の表面にHER2タンパクが過剰に発現している

HER2タンパクに他のタンパク質が結合すると「増殖せよ！」の情報が細胞核に伝わる

これをくり返し、がん細胞がどんどん増える

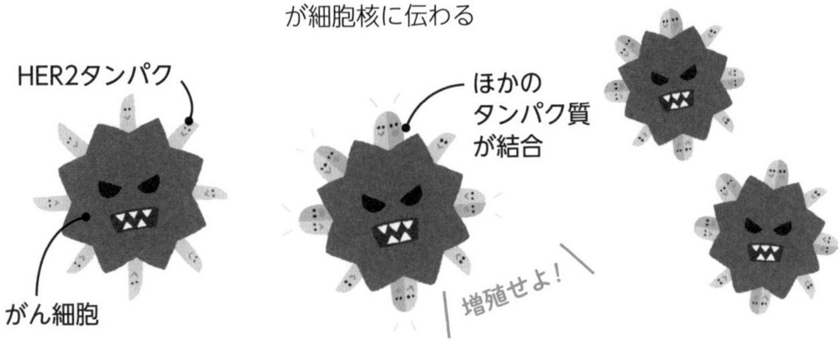

抗HER2薬の**トラスツズマブ**を投与すると……

HER2にトラスツズマブが結合し、HER2タンパクとほかのタンパク質の結合を阻止。増殖のサインが伝わらないように働く

トラスツズマブと結びついたHER2タンパクを目印に免疫細胞が集まり、がん細胞を攻撃

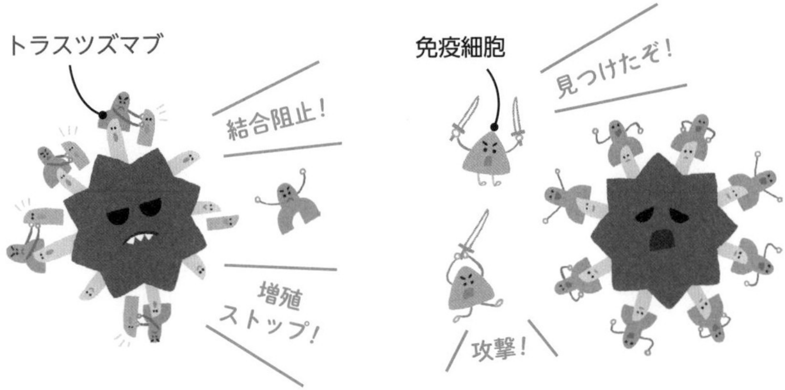

抗HER2療法で使われる薬剤

抗HER2療法では、トラスツズマブ（製品名：ハーセプチン）とペルツズマブ（製品名：パージェタ）を術前や術後、さらに転移・再発乳がんの治療に用います。抗がん剤との併用が有効とされ、手術後3週間ごとに1年間使用しますが、抗がん剤は3ヵ月で終了するので、その後はトラスツズマブ単独、またはトラスツズマブとペルツズマブをいっしょに投与します。これにより再発リスクを明らかに抑制します。さらにトラスツズマブと抗がん剤を一体化したトラスツズマブ・エムタンシン（製品名：カドサイラ）やトラスツズマブ・デルクステカン（製品名：エンハーツ）が開発されています。

またラパチニブ（製品名：タイケルブ）も、カペシタビンとの併用で同様の効果が期待できるとされています。

まれに注意すべき重大な副作用が

トラスツズマブは、抗がん剤でみられるような、脱毛や吐き気、好中球の減少といった副作用は比較的みられませんが、よく知られているのは発熱・悪寒といったインフュージョンリアクションとよばれる副作用です。初めて投与した患者さんの約4割が感じるとされていますが、2回目以降ほとんど症状は出ません。

さらにトラスツズマブ系の抗HER2薬では、心臓機能が低下し、動悸や息切れなどがおこることがあります。可逆性で休薬すればおさまるとされますが、治療中は心エコーなどの検査を定期的に受けることが重要です。

トラスツズマブ・デルクステカンでは、間質性肺疾患に注意が必要です。空咳や発熱、呼吸困難がみられた場合はすみやかに主治医に相談すること。

用語解説

ミサイル療法　ターゲット療法、武装化抗体と同義で使われる。分子標的治療薬に抗がん剤を搭載し、抗がん剤を確実にがん細胞に届けられることで、効果が期待される治療。

抗HER2療法の薬剤と副作用

分子標的治療薬として最初に承認されたトラスツズマブのほか、抗HER2薬に抗がん剤を合体させ、抗がん剤ががん細胞を狙い撃ちできる、いわゆる「ミサイル療法[*]」も登場し、治療効果向上が期待されている

薬剤名(製品名)	投与方法	働きと特徴	主な副作用
トラスツズマブ(ハーセプチン)	点滴	●トラスツズマブはがん細胞表面でHER2の活性化を阻止し、ペルツズマブはHER2に結合してHER2とHER3が結合するのを阻害し、がん細胞を死滅させる ●トラスツズマブ単独、またはペルツズマブとの併用で使用され、トラスツズマブはタキサン系抗がん剤と併用されることもある	●初回投与時に発熱やふるえがでることがある ●心機能の低下 ●嘔吐 ●倦怠感など
ペルツズマブ(パージェタ)			●初回投与時に発熱やふるえがでることがある ●心機能の低下 ●倦怠感 ●好中球減少 ●下痢 ●脱毛症 ●消化管瘻 ●傷口が治りにくいなど
トラスツズマブ・エムタンシン(カドサイラ)		抗HER2薬に抗がん剤のエムタンシンを一体化させたもの。HER2と結合後に細胞内に取り込まれ、細胞内にエムタンシンを届けることで抗腫瘍効果が得られる	●血小板減少 ●心機能低下 ●倦怠感、鼻血、発熱、吐き気、食欲減退など
トラスツズマブ・デルクステカン(エンハーツ)		抗HER2薬に抗がん剤のデルクステカンを一体化させたもの。HER2と結合後に細胞内に取り込まれ、細胞内にデルクステカンを届けることで抗腫瘍効果が得られる	●間質性肺炎 ●白血球減少 ●吐き気、貧血、血小板減少など
ラパチニブ(タイケルブ)	内服	●細胞内で、増殖の情報伝達を阻害して、がん細胞の増殖を抑制 ●抗がん剤のカペシタビンやホルモン療法薬のアロマターゼ阻害薬と併用	●下痢 ●発疹 ●口内炎 ●心機能低下 ●併用するカペシタビンによる副作用にも注意

そのほかの分子標的療法

分子標的治療薬は、HER2以外の分子をターゲットにしたものもあります。

2022年8月よりBRCA1、2遺伝子に関連する遺伝性乳がん（62頁）の術後治療にPARP阻害薬のオラパリブ（製品名：リムパーザ）が承認されました。PARPとは損傷した遺伝子（DNA）を修復する酵素で、オラパリブはこの酵素の働きを妨げ、がん細胞の増殖を抑えます。副作用としては、吐き気や貧血、疲労感などがあります。

ベバシズマブ（製品名：アバスチン）の標的となるのは血管内皮増殖因子であるVEGFです。がん細胞は増殖するために栄養や酸素を取り込む新たな血管（新生血管）をつくります。ベバシズマブは、これを阻害し、新生血管をつくらせず、がん細胞を兵糧攻めにする血管新生阻害薬です。2週間ごとに抗がん剤（パクリタキセル）と合わせて使うことで、がんを縮小させ、進行を抑えます。特有の副作用として、高血圧や鼻血、歯茎などの粘膜からの出血、白血球の減少などの副作用がみられます。

デノスマブ（製品名：ランマーク）は、破骨細胞の骨を壊す作用を弱め、がん細胞が骨に浸潤するのを抑えます。骨転移の進行をくい止める優れた効果があります。使用時は、重大な副作用である顎骨壊死を防ぐため、リスク要因となる歯周病などの歯科治療をすませておく必要があります。また、デノスマブ投与の際は、低カルシウム血症への対策として、カルシウムとビタミンD、マグネシウムの配合剤を内服します。

そのほか、ホルモン剤と併用されるアベマシクリブ、パルボシクリブ、エベロリムスの有効性も認められており、分子標的治療薬は今後さらに増える見込みです。

さまざまな分子標的治療薬

分子標的治療薬には、HER2を標的とした抗HER2療法以外にも、がんの増殖にかかわるさまざまな因子を標的とした治療法が開発されている

遺伝性乳がんで使われる分子標的治療薬

薬剤名（製品名）	投与方法	働きと特徴
オラパリブ（リムパーザ）	内服	BRCA1・2遺伝子に変異のある遺伝性乳がんに使われる。DNA修復因子のPARP(a)を標的に作用することで、がん細胞のDNAが修復されず(b)細胞死に至る 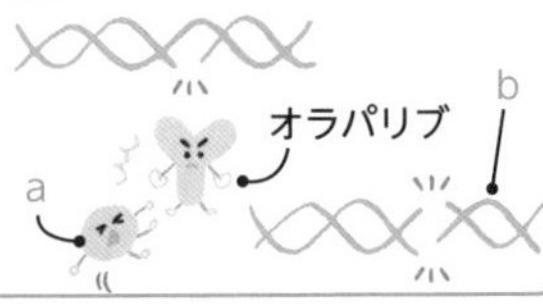
主な副作用		
吐き気、貧血、血小板減少、貧血など		

新生血管を抑制する分子標的治療薬

薬剤名（製品名）	投与方法	働きと特徴
ベバシズマブ（アバスチン）	点滴	血管新生を促すタンパク質であるVEGF(c)が、血管内皮細胞(d)に作用するのを遮断することで、がん細胞に栄養を運ぶ新生血管をつくれなくし、がんの進行を抑制 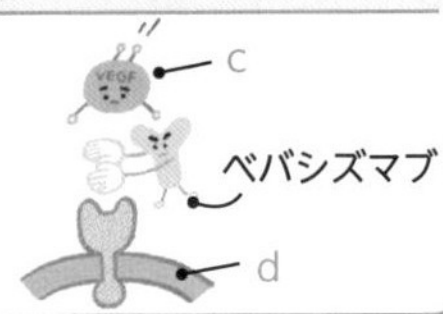
主な副作用		
高血圧、タンパク尿、白血球・好中球減少、鼻出血、脱毛など		

骨転移を抑制する分子標的治療薬

薬剤名（製品名）	投与方法	働きと特徴
デノスマブ（ランマーク）	皮下注射	骨芽細胞(e)に発現するRANKLタンパク(f)と破骨前駆細胞(g)に発現する受容体のRANK(h)が結合すると骨吸収に影響を及ぼすが、この結合を妨げることで、がん細胞の骨への定着を防ぐ 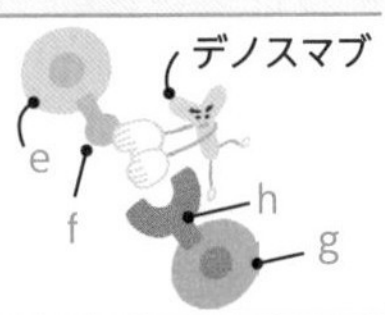
主な副作用		
低カルシウム血症、顎骨壊死、疲労、吐き気、関節痛など		

転移乳がんに対してホルモン剤と併用される分子標的治療薬

薬剤名（製品名）	投与方法	働きと特徴	主な副作用
アベマシクリブ（ベージニオ） パルボシクリブ（イブランス）	内服	アロマターゼ阻害薬と併用される。細胞増殖周期の制御を不能にするCDK4/6を標的に作用し、がん細胞の増殖を抑制	白血球減少、間質性肺炎など
エベロリムス（アフィニトール）		アロマターゼ阻害薬のエキセメスタンと併用される。がんの増殖にかかわる伝達経路に関与するmTORを阻害し、がんの進行を遅らせる	口内炎、貧血、発疹、疲労、間質性肺炎、高血糖、高脂血症、疲労、下痢、食欲減退など

免疫チェックポイント阻害薬

免疫のブレーキをはずしてがん細胞を攻撃

からだには、免疫機能とともに、不要に攻撃しすぎないためのブレーキ機能も存在します。がん細胞は、その機能を利用して免疫細胞の一種であるT細胞にブレーキをかけ、T細胞の攻撃を回避する能力を身につけることがわかりました。

免疫細胞とがん細胞の表面にはそれぞれ「免疫を抑制しなさい」と指令を伝えるタンパク質が存在しています。これを免疫チェックポイント分子といい、T細胞では「PD-1」、がん細胞では「PD-L1」がその代表格です。この2つが結合すると、T細胞はがん細胞を攻撃できなくなります。免疫チェックポイント阻害薬は、この結合を阻害してT細胞にブレーキがかかるのを防ぐ薬剤です。

転移乳がん治療では、PD-1陽性のトリプルネガティブ乳がんが適応です。治療効果を高めるため、PD-1阻害薬のペムブロリズマブ（製品名：キイトルーダ）、PD-L1阻害薬のアテゾリズマブ（製品名：テセントリク）と抗がん剤を併用します。

免疫チェックポイント阻害薬は、がんの種類を問わず効果が期待され、悪性黒色腫をはじめ、腎細胞がん、非小細胞肺がんなどに使用されてきましたが、乳がんにおいてもサブタイプの適応拡大へ向けた臨床試験が進んでいます。

ペムブロリズマブは、最近、術前からも使用できるようになり、これまでの薬剤にはない効果が報告されています。一方で、免疫に関する副作用は、内分泌や腎機能障害、間質性肺疾患、甲状腺機能低下、糖尿病といったこれまでの抗がん剤にはなかった副作用があり他科の専門医との連携が重要です。さらに高額な治療費も課題です。

免疫チェックポイント阻害薬の働き

免疫が過剰に働かないように作用するブレーキを免疫チェックポイントといい、このブレーキを薬剤によって阻害し、がんへの免疫力を高める治療法

免疫チェックポイント阻害薬のしくみ

免疫細胞の一種であるT細胞は、がん細胞を異物とみなして攻撃

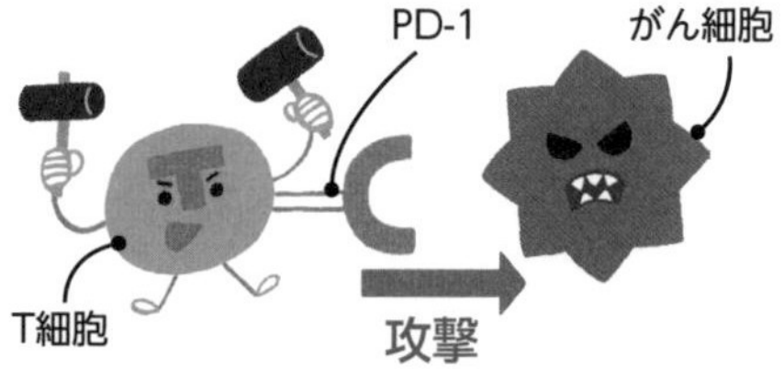

PD-1とPD-L1が結合すると、免疫にブレーキがかかり、T細胞はがん細胞を攻撃できなくなる

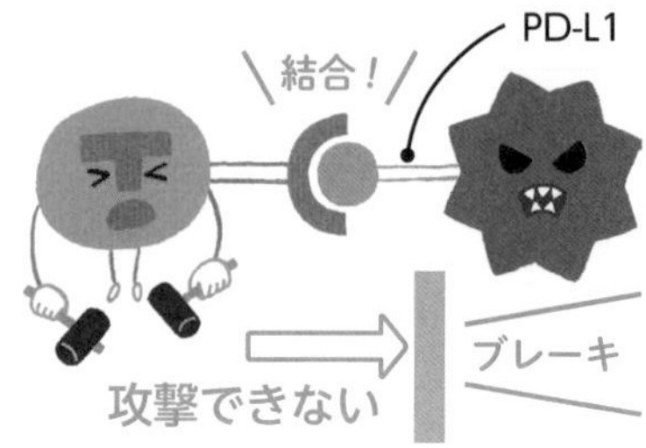

免疫チェックポイント阻害薬がPD-1もしくはPD-L1に作用し、ブレーキを防ぐ。T細胞ががん細胞を攻撃

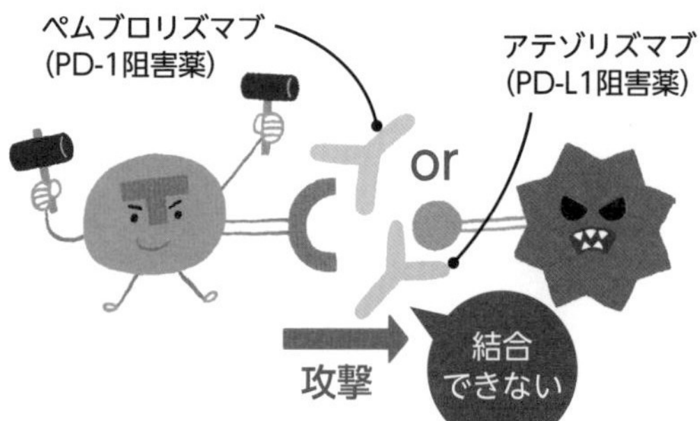

免疫チェックポイント阻害薬の種類と副作用

薬剤名(製品名)	投与方法	働きと特徴	主な副作用
アテゾリズマブ(テセントリク)	点滴	PD-L1をターゲットに作用。タキサン系抗がん剤のナブパクリタキセルと併用する	間質性肺疾患、肝機能障害、甲状腺機能低下、腎機能障害、1型糖尿病、内分泌障害、膵炎など
ペムブロリズマブ(キイトルーダ)		PD-1をターゲットに作用。ピリミジン拮抗薬のゲムシタビンやカペシタビン、タキサン系のパクリタキセル、白金製剤(カルボプラチン)などと併用する	

Column

新しい薬、治療法の研究・開発が進む

切らずに治す局所療法の有望株である「ラジオ波焼灼療法（RFA）」が2023年12月に保険適用となりました。肝臓がんなどで多くの実績があり、早期がんに対する先進医療として評価を得ています。超音波装置で確認したがんのなかに針状の細い電極を差し込んでラジオ波（電磁波）を流し、発生する熱でがん細胞を焼き切るという治療法。乳房部分切除術と比べてもからだへの負担が軽く、傷や乳房の変形がないという大きなメリットがあります。一方で、がんの取り残し、正確にはがん細胞が焼け残るリスクが心配されます。術後に吸引式針生検をおこない、焼け残しがないか調べる必要があります。

そのほかのメスを使わない外科的療法として、高圧ガスでがん細胞を凍らせて破壊する「凍結療法」やからだの外から超音波光線を一点に集め、がん細胞を熱凝固させる「集束超音波治療（FUS）」がありますが、どちらも先進医療ではありません。

放射線治療も進化し、可能な限り正常細胞にダメージを与えず、がん細胞に狙いを定めて照射する治療がおこなわれています。

「陽子線治療」、「重粒子線治療」はともに、放射線の一種である粒子線を用いた「粒子線治療」と呼ばれる先進医療です。X線を使う放射線治療と比較すると、がんの病巣に集中的かつ高線量照射ができる精度の高い治療法です。しかし、乳がんではまだ、保険承認に至っておらず、また、受けられる医療機関が限定されます。

検査においては、新しい遺伝子検査が注目されています。複数のがんに関連する遺伝子を同時に調べられる「がん遺伝子パネル検査」が2019年から保険診療でおこなうことができるようになりました（再発乳がんが適応）。124個の遺伝子解析が可能なNCCオンコパネル検査や、324個の遺伝子解析をおこなうFoundationOne CDxなどがあります。

第4章

治療後の暮らしのヒント

乳がんは手術後も、放射線療法や薬物療法が長期にわたって続きますが、仕事との両立や、妊娠出産も可能です。副作用をやわらげるリハビリ法を実践したり、乳がん患者さん向けのグッズを活用したりして、あせらず、ゆっくりと日常生活を取り戻しましょう。

あせらず日常生活を取り戻す

退院後は趣味や旅行などを楽しもう

乳がんの治療では、術後退院したのち、放射線療法や薬物療法など、通院での治療が続きます。退院時には、ほぼ体力は回復しており、仕事への復帰や、日常生活を送るうえでは、とくに制限はありません。ただし、治療スケジュールに合わせて、無理のないよう予定を調整することが大切です。また、回復には個人差があるので、あせらずに無理のない範囲でこれまでの生活を取り戻していきましょう。

注意点としては、化学療法中は感染症のリスクが高い状態なので、人混みを避け、手洗いやうがいなどの感染症対策が必須です。インフルエンザの予防接種に加え、65歳以上の患者さんは、肺炎球菌のワクチン接種をおすすめします。新型コロナウイルスワクチン接種も含め、抗がん剤治療中でも時期を選べば受けられるので主治医に相談してみてください。

がんの治療中は、不安なことも多く気持ちもふさぎがちですが、ぜひ趣味を再開したり、旅行に出かけてみたりと、気分転換を心がけましょう。手術の傷を気にして温泉をためらう人も多いですが、患者会が主催する旅行に参加したり、乳がん術後の女性に配慮している「ピンクリボンのお宿ネットワーク」*を利用するのも一案です。また、胸に直接貼りつける人工乳房、胸をかくせる入浴着などを使うことで気兼ねなく入浴を楽しめます。

また、最近は、がんを経験した人が直面するさまざまな課題を、家族や医療関係者とともに社会全体で支えるという概念「がんサバイバーシップ」が広がっています。がん相談支援センター（48頁）へ相談したり、乳がん患者会へ参加したりと、公私の支援サポートを活用しましょう。

用語解説

ピンクリボンのお宿ネットワーク　全国400以上の宿が加盟。乳がん手術後の女性に配慮した宿泊施設の情報をまとめた冊子を無料配布　https://www.ribbon-yadonet.jp/about/

退院後の日常生活はとくに制限はない

退院後、治療が続いている間は治療スケジュールを考慮し、また感染症対策をしながら、無理せず日常生活を取り戻そう

無理なく普段の生活を

放射線治療や薬物療法をおこなっている間は、治療前後は予定を詰め込まないなどの配慮を。家事や外出はとくに制限はなく、気晴らしになったり、体を動かすことがリハビリにもなるので無理のない範囲でおこなおう

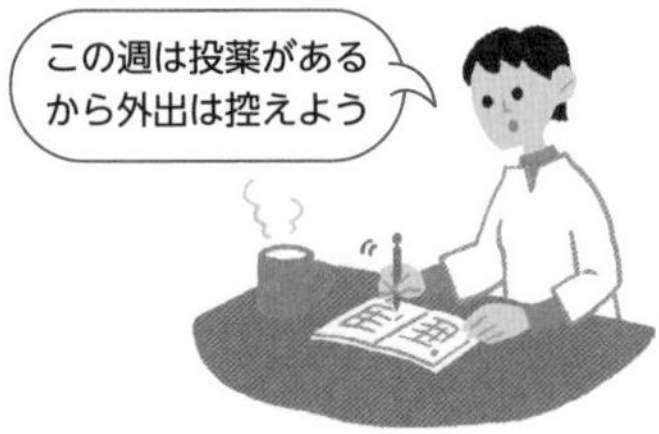

治療中は感染症に注意

治療中は免疫力が落ちるので、感染症対策をしっかりと。外出時は人混みを避け、マスクの着用、手洗い、うがいを心がける。インフルエンザ、新型コロナウイルスワクチン、65歳以上なら肺炎球菌ワクチンなど、予防接種も可能

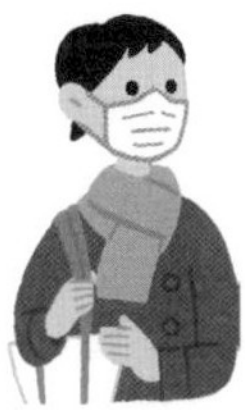

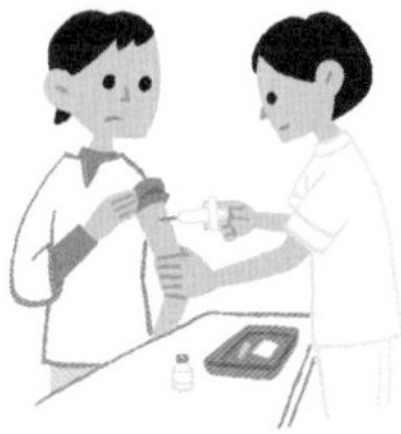

趣味や旅行を楽しむ

今まで通り、趣味や旅行を楽しむのも問題ない。乳房の切除手術をした場合は温泉に入ることがためらわれることもあるが、乳がん患者さん用のアイテムを活用したり、乳がん患者さんに配慮した宿を利用するのも手

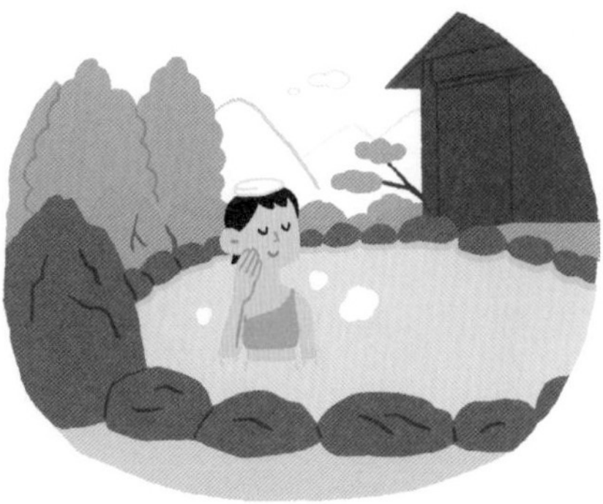

不安や悩みはサポートを活用

治療や退院後の生活での不安や悩みは、専門家のサポートを受けたり、同じ経験をした乳がん患者同士で情報交換をするなど、1人で悩まずに相談を。がん診療連携拠点病院内に設置されたがん相談支援センターや全国の患者会を活用しよう

乳がん患者会を探せるサイト

- Breast Cancer Network Japan あけぼの会 https://akebono-net.org/
- がん情報サイト「オンコロ」 https://oncolo.jp/

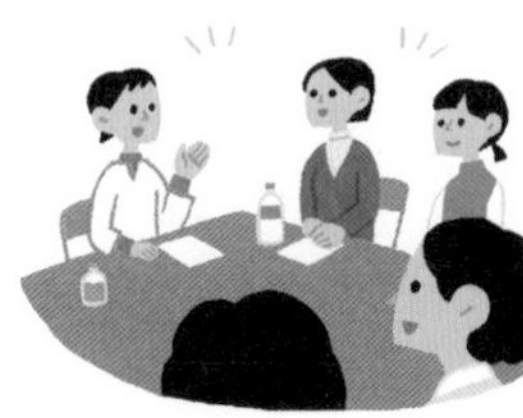

治療と仕事の両立

職場復帰の前に支援制度を確認

乳がんと診断された方がよく心配されているのが仕事を続けられるか、ということです。確かに一時的には検査や治療などで時間をとられることもあるでしょう。ですが乳がんの場合は、通院での治療が主流のため、患者さんの多くが治療と仕事を両立されています。

まずは、勤務先の社内制度や加入している健康保険の給付を確認しましょう。場合によっては、有給休暇とは別に傷病休暇（病気治療のための休暇制度）を利用できることがあります。このほかにも、時短勤務やリモートワーク、シフト変更などを職場で相談してみましょう。

社外では「地域産業保健センター」、各地域のがん診療連携拠点病院にある「がん相談支援センター」（48頁）でも相談を受け付けています。最近では、産業医や保健師と主治医が情報を共有し、働き方を考える「療養・就労両立支援」が診療報酬として認められています。病気に配慮しながら働くことができ、会社へ伝える際もスムーズです。

いったん仕事を辞めてしまった人が、治療が落ち着いたのち、新たに求職活動をおこなう場合は、厚生労働省の長期療養者就職支援事業を活用し、相談してみましょう。現在、各都道府県に数ヵ所、病院内で出張ハローワークが開催されています。

経済面では、健康保険の傷病手当金などの公的制度を活用しましょう。病気などで仕事を休み、給与が受けられない場合、通算で18ヵ月、給与の約2／3が支給されます。加入している健康保険によっては、これに追加して付加給付がもうけられていることもあります。

治療と仕事を両立させるための制度

がんなど長期療養が必要な人へのさまざまな公的支援がもうけられている。
会社の制度とともに活用することで、スムーズに無理なく仕事へ復帰できる

休養支援制度

- 傷病休暇
- 年次有給休暇
- 会社の休暇制度

など

経済的支援制度

- 傷病手当金
- 高額療養費制度
- 医療費控除
- 医療費貸付制度
- 失業手当

など

相談窓口

- がん相談支援センター（がん診療連携拠点病院内）
- 地域産業保健センター
- 長期療養者就職支援窓口（厚生労働省サイト）

など

治療と仕事の両立支援の流れ

主治医や産業医、そして患者本人の意見を踏まえて、就労方針を決定できる

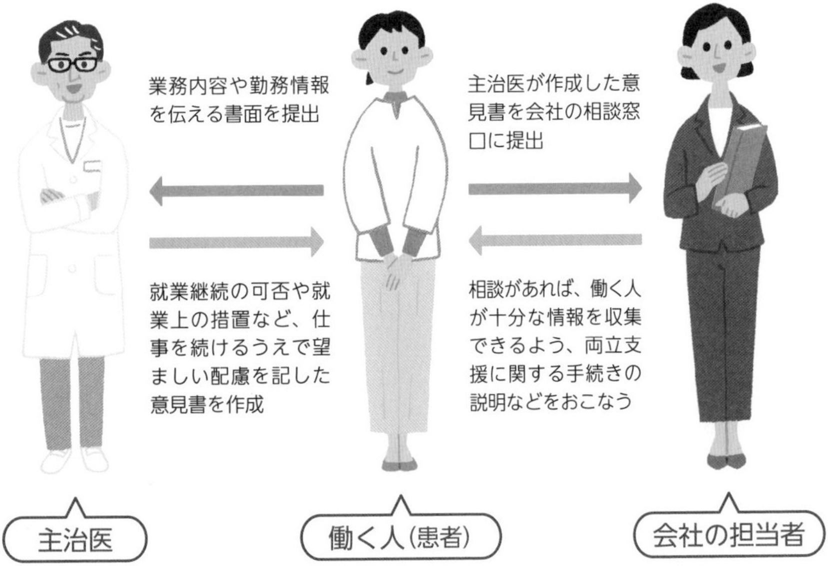

業務内容や勤務情報を伝える書面を提出
主治医が作成した意見書を会社の相談窓口に提出
就業継続の可否や就業上の措置など、仕事を続けるうえで望ましい配慮を記した意見書を作成
相談があれば、働く人が十分な情報を収集できるよう、両立支援に関する手続きの説明などをおこなう
主治医
働く人（患者）
会社の担当者

厚生労働省『治療と仕事の両立支援ナビ』https://chiryoutoshigoto.mhlw.go.jp/より

妊娠・出産も可能

乳がん治療と妊娠・出産は両立できる

妊娠中に乳がんと診断された場合、妊娠や出産、授乳で乳がんの進行を早めたり再発リスクを高めることはありませんが、検査や治療でおこなえないものがあります。CTやMRIといった検査は原則できません。手術の麻酔薬や一部の抗がん剤は、妊娠中期になれば影響は少なくなるので、妊娠していないときと同様の治療が受けられますが、放射線療法、ホルモン療法、分子標的薬を使った治療は赤ちゃんへの影響を考え、出産後まで待つことになります。

治療後に妊娠を望む場合、術後の治療が放射線療法のみであれば、治療終了後すぐに妊娠しても問題ありませんが、抗がん剤やホルモン療法をおこなった場合は、治療終了後数ヵ月間は期間をおいたほうがよいでしょう。ただ、ホルモン剤などは最短でも5年以上の服用となるので、年齢的な問題も出てきます。また、抗がん剤により卵巣機能が低下し、月経が止まることがよくあります。多くは一時的なものですが、40歳以上では早期閉経する確率が80％を超えるとされています。受精卵や卵子を冷凍保存する生殖医療なども含め、治療を始める前にパートナーとともに主治医と十分に話し合うことが重要です。

治療後の性生活によって再発しやすくなることはありません。月経が止まっていても、からだに薬が残っている間は避妊が必要です。なお、経口避妊薬（ピル）は乳がん悪化の懸念があるので使えません。円滑な性生活にはパートナーの理解が大切です。手術した側は触れると少し痛い、薬の影響で膣が乾燥するので性交痛があるなど、からだの変化を伝えておきましょう。

乳がん治療と妊娠

基本的に乳がんの治療後に妊娠・出産は可能だ。ただし、妊娠中の発症は治療に制約が出ることがあり、治療を中断しての妊娠は再発リスクを上げることがある

妊娠中に乳がんを発症した場合

- 妊娠、出産、授乳が乳がんの進行を早めたり、再発率を高めることはない
- CTやMRIといった検査は受けられない
- 妊娠中期以降は、妊娠していないときと同様の治療が可能
- 放射線療法、ホルモン療法、一部の抗がん剤、分子標的療法はおこなえない

治療を中断して妊娠を望む場合

治療後の年齢による妊娠の可能性を考え、治療を中断して妊娠を望む場合は以下の点をパートナー、主治医とよく話し合うこと

- 治療を中断しての妊娠は再発リスクを高めることを理解しておく
- 卵巣や受精卵、卵子の保存といった生殖医療も検討
- 乳がん主治医と連携のある産婦人科医を選ぶ

治療後に妊娠を望む場合

- 治療が完了していれば、妊娠しても再発リスクは変わらない
- 放射線療法のみの場合は、治療完了後すぐの妊娠が可能
- ホルモン療法、抗がん剤治療をおこなった場合は、薬の影響がなくなるまで数ヵ月は必要
- 可能なら再発リスクのある2～3年は様子をみたほうが安心
- 40歳前後は治療中に月経が止まり、そのまま閉経に至ることもある

子どもが欲しいけど、再発リスクは心配

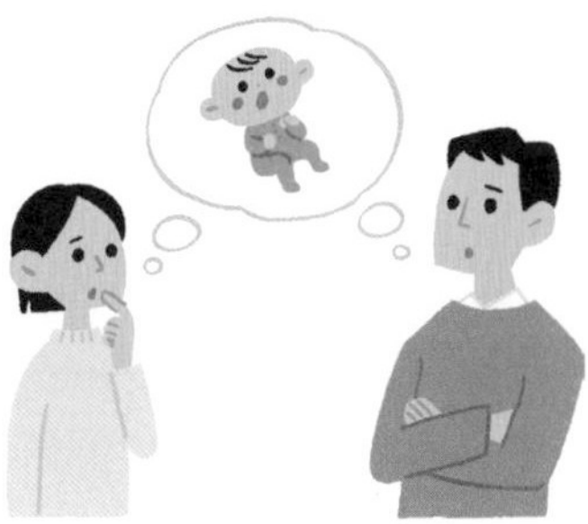

妊娠可能な時期やリスクを主治医の先生に確認しよう

手術後のリハビリ

軽い運動から始め、自宅で毎日続ける

乳がん手術後のリハビリは、手術の翌日から手を握ったり閉じたりする、肘の曲げ伸ばしといった簡単な動作から始めましょう。リンパ節郭清をおこなった人は、リンパ浮腫（140頁）の予防・改善のため、継続的なリハビリへの取り組みがすすめられています。ただし、リンパ液を排泄する管（ドレーン）が体内に入った状態でリハビリをおこなうと体液がたまりやすいので、本格的なリハビリは、ドレーンを抜き取ったあとからとなります。術後1週間くらいからスタートします。

具体的なリハビリの方法は、病院からの指導を参考に自宅で継続しましょう。痛みが残っているときは無理におこなう必要はありませんが、時間が経つほどに、筋肉が固まって動かしづらくなってしまいます。術後の放射線療法では両腕を上げる姿勢をとるため、手術した側の腕を前と横に上げる運動や、肩関節を回す運動、壁を使って肩関節を動かして腕を上げる壁のぼり運動をおこないましょう。勢いをつけずにじわじわと動かすのがポイントです。

さらに服の着脱や洗濯物を干す、入浴時に背中をタオルで洗うといった日常的な動作もリハビリ効果が得られます。

センチネルリンパ節生検のみで、リンパ節郭清をおこなわなかった場合は、基本的にリハビリは不要とされていますが、まれにこわばりや腕のむくみなどが生じることがあります。日常生活で意識して腕や肩を動かすと効果的です。リハビリを続けていると、術後3～6ヵ月ほどでらくになってきます。腕が上がるようになっても油断せず、少なくとも1～2年間は継続して取り組みましょう。

術後におすすめのリハビリ運動

術後におこるこわばり改善やリンパ浮腫の予防のため、術後すぐから始め、退院後も継続して肩周りを動かす運動をおこなおう

入院中にできるリハビリ

（ドレーンが取れてから、いずれも手術した側でおこなう）

肘の曲げ伸ばし

① 横になったまま、畳んだタオルなどを体の横に置いて手を置く

② 前腕を上げ下げして肘を曲げ伸ばしする

＊肩の関節を動かすのが不安なときにでもできる

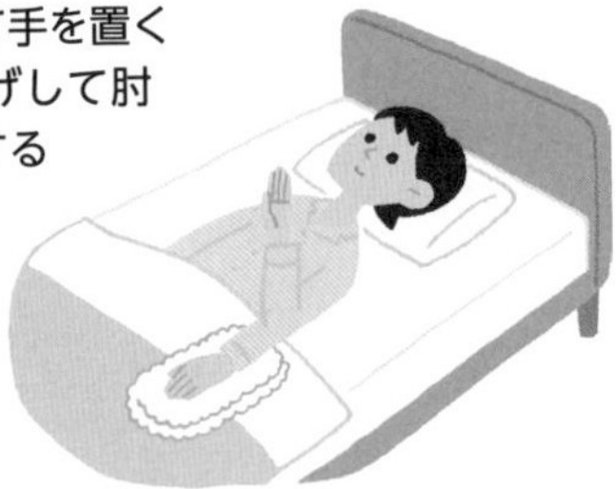

指の曲げ伸ばし

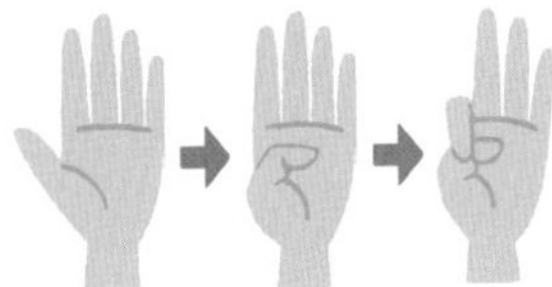

手を広げ、親指から順に1本ずつ曲げて開く

退院後に自宅でできるリハビリ

腕上げ運動

①と②を各10回1セットで1日3セット

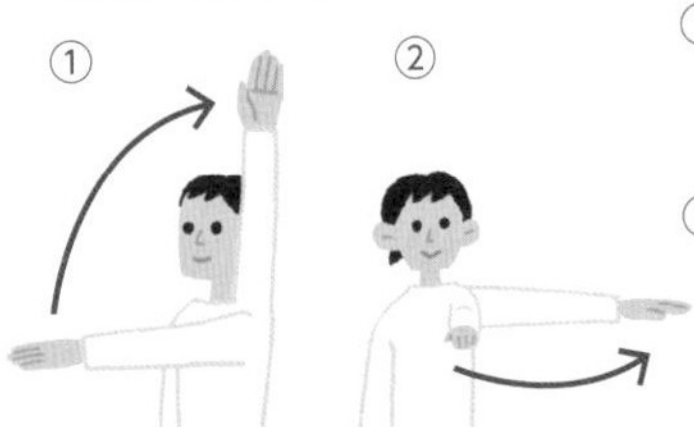

① 手術をした側の腕を前方から90度以上上げる

② 手術をした側の腕を横に90度以上広げる

＊片手で上げづらい場合は両手を組んで上げてもOK

肩回し運動

10回1セットで1日3セット

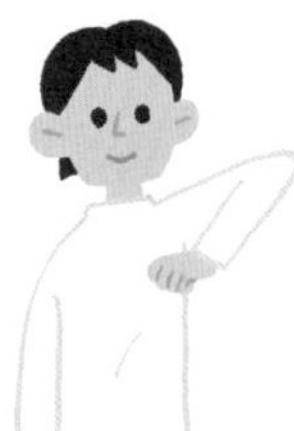

手術をした側の腕の肘を肩より上に上げて肩関節を回す

壁のぼり運動

10～20回を1日２～３セット

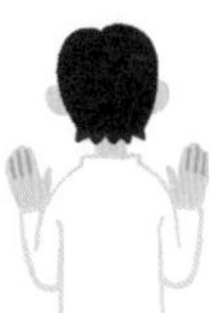

① 壁に向かって立ち、両手を肩の高さに置く

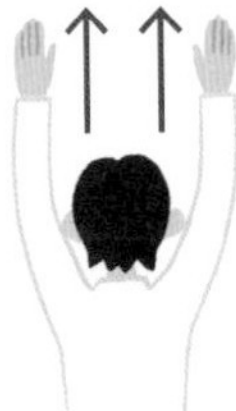

② 息を吸いながらゆっくりと両手を壁に沿わせて上に伸ばす。じわじわと動かし、できるだけ高くに上げる

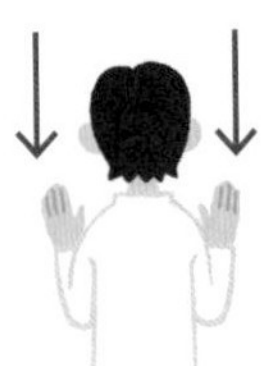

③ 息を吐きながら肩の高さまで下ろす

日常生活でリンパ浮腫の対策を

乳がん手術でわきの下のリンパ節郭清をおこなった場合、後遺症として「リンパ浮腫（上肢リンパ浮腫）」がおこりやすくなります。

私たちのからだには、リンパ液が流れるリンパ管がはりめぐらされ、栄養素や老廃物を運ぶ役目を担っています。リンパ浮腫は、リンパ液が患肢にうっ滞することで生じます。浮腫とはむくみのことで、腕や指がむくんで腫れ、だるさや痛みなどの症状をともなうこともあり、術後何年たってもおこる可能性があります。そのまま放置すると、組織が固まり治療がむずかしくなります。そのため、術後早めの予防対策が重要です。

術後のリハビリ（139頁）はリンパ浮腫にも効果的ですが、日常生活でもできることがあります。

まず、リンパ節郭清をおこなったほうの腕を締め付けないこと。きつい指輪や腕時計も避けたほうがよいでしょう。服装もガードルなど窮屈な服を避け、腕を動かしやすい、ゆったりした服を選びます。また、体重増加はリンパ浮腫のリスク因子です。食べすぎや偏った食生活に注意し、運動を習慣づけるよう心がけましょう。

また、感染症をおこしやすいので細菌感染にも注意が必要です。赤い斑点が出たり、腕全体が腫れあがったり、炎症をおこしてしまった場合は抗生剤での治療を要します。傷などからの菌の侵入を防ぐため、やけどや虫刺され、小さな傷にも気をつけること。

むくみの対策に、たまったリンパ液の流れをスムーズにするリンパドレナージュというマッサージや、水中ウォーキングなどのリズミカルな運動、適度な圧力でリンパ液がたまるのを防ぐ弾性スリーブの着用などがあります。

まれにセンチネルリンパ節生検のみでもリンパ浮腫がおこることがあるので、患肢の異常を感じたら主治医に相談しましょう。

リンパ浮腫のセルフケア

リンパ浮腫対策としては、手術をしたほうの腕の負担になることは避け、リンパの流れを促す運動やマッサージ、適度な圧力を与えるグッズを活用

日常生活で

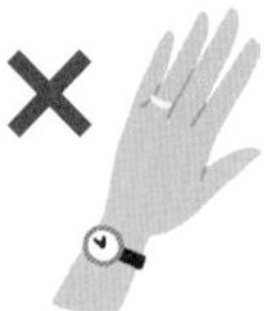

手術をした側の手は、指輪や腕時計は避ける

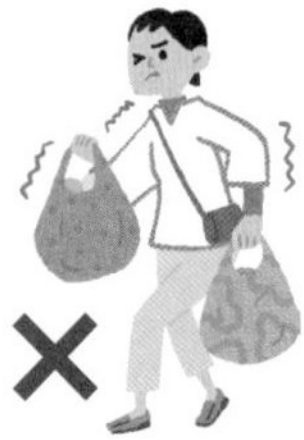

手術をした側の手で重いものを持つのは避ける。買い物は手で持たずカートなどを利用

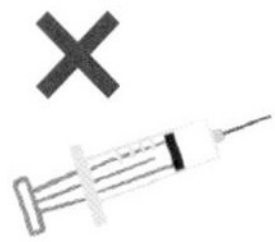

手術した側の手での血液採取、注射はしない

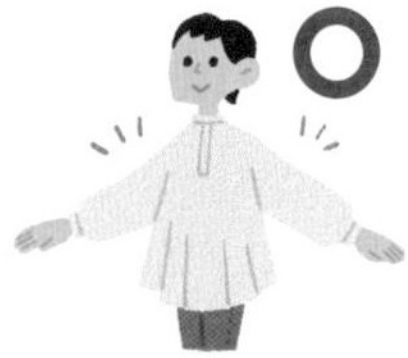

腕を締め付けないゆったりした服装を選ぶ

細菌感染の対策を

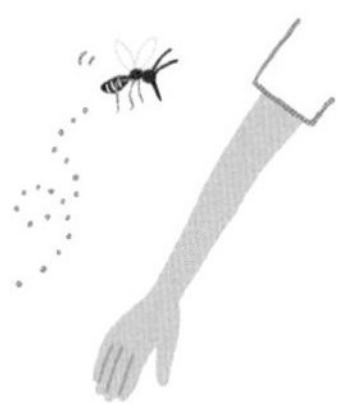

感染症を防ぐために、やけどや虫刺されのほか、ささくれや深爪といった小さな傷にも注意を

リズミカルな運動

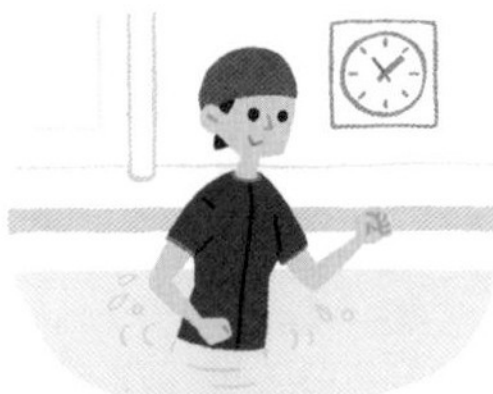

適度な刺激でリンパの流れを促すリズミカルな運動が効果的。水中ウォーキングなどがおすすめ

弾性スリーブの着用

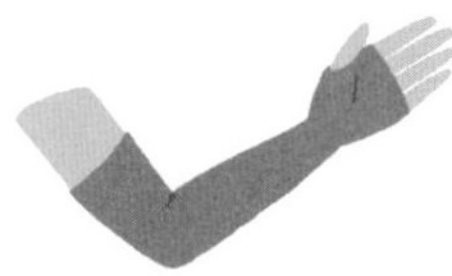

リンパ浮腫予防用の弾性スリーブは適度な圧力でリンパ液の滞りを改善。医師や看護師に相談のうえ購入を

マニュアルリンパドレナージュ

①②を15～20分間、**朝昼晩**の1日3回毎日**おこなう**

硬い部分をもみほぐすようにマッサージする

① 腕のマッサージ。わきの下から手首に向かって、右図のように❶～❹と少しずつ位置をずらしながら、手のひらですり上げるようにマッサージ

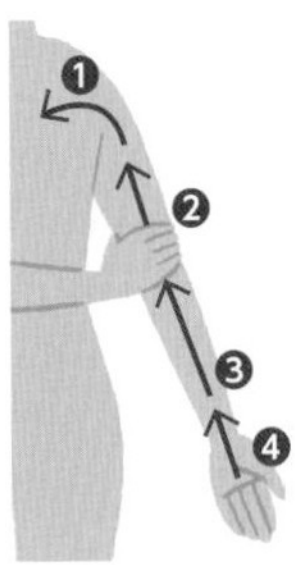

② 背中のマッサージ。わきの下から腰に向かって、右図のように❶～❸と少しずつ位置をずらしながら、同様にマッサージ

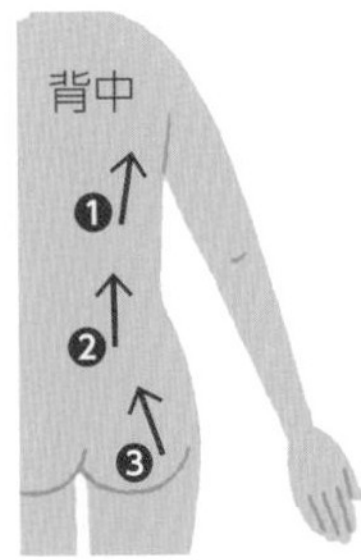

『乳がんのおはなし』（監修／河野範男、編集／石川 孝、堀口 淳 特定非営利活動法人JONIE）より

再発リスクを下げる食習慣

肥満は乳がんのリスクを高める

乳がん治療後の食事内容に制限はありません。現状では乳がんの発症にかかわる食事は特定されていません。

ただし、実際に肥満が再発リスクを高めることはわかっています。肥満の人は改善するよう心がけましょう。

脂肪摂取と再発リスクの関係ははっきりしていませんが、高脂肪の食事を続けていると、当然太りやすくなります。とはいえ、主食や動物性脂肪を抜くなどの極端な食事制限すると、治療に耐える気力・体力を維持できません。日々の食事で、食べすぎに注意しつつ、さまざまな食べ物から過不足なく栄養を補いましょう。

大豆食品をたくさんとると乳がんの発症リスクが低くなることがわかってきました。

大豆イソフラボンは、女性ホルモンのエストロゲンと似た働きをし、さらに乳がん治療薬のタモキシフェン（商品名：ノルバデックス）と同じような構造であることから、乳がんの予防効果が期待されています。しかし、イソフラボンをサプリメントで大量に摂った場合の効果・安全性は確認されていません。食事のなかで、豆腐や納豆などの大豆食品を摂るのが良策です。

アルコール摂取が乳がんの再発リスクを高めるかどうかは、十分な研究がありません。しかし治療を受けていない、新たな乳がんの発症リスクは高めるとされています。

また、飲酒は肥満を招いたり、治療を受けていない乳房の乳がんやほかのがんの発症にも影響するため、量は控えめにすることが無難です。

肥満を避けて再発リスクを下げる

乳がん治療中、治療後も避けるべき食材はなく、食事に制限はないが、肥満は発症、再発、死亡リスクと関連が認められているため、バランスのよい太らない食事を心がけよう

食べすぎに注意しつつ栄養バランスのよい食事を！

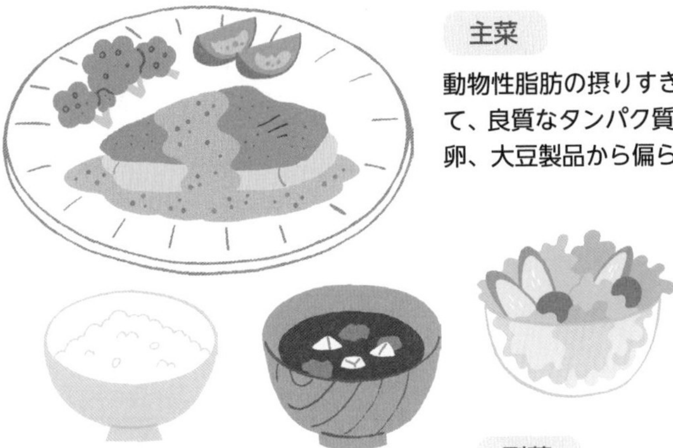

主菜

動物性脂肪の摂りすぎに注意して、良質なタンパク質を魚、肉、卵、大豆製品から偏らず摂取

主食

太ることを気にして、極端に炭水化物を抜くのはNG。エネルギー源でもあるので必要量を摂取

副菜

野菜、海藻、きのこなどビタミン、ミネラル豊富な副菜をプラスしよう

喫煙はNG

喫煙が、肺がんをはじめさまざまながんの発症リスクになることはよく知られているが、乳がんのリスクを高める可能性があるとされている。
また、受動喫煙についても関連性が報告されているため、自身の喫煙はもちろん、まわりの人も喫煙には注意を

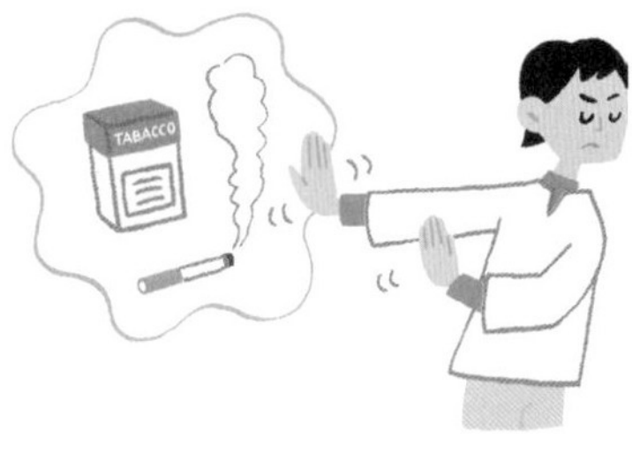

再発リスクを下げる適度な運動習慣

楽しく体を動かし、治療ストレスも解消

運動は乳がんの再発予防におおいに役立ちます。乳がんの運動効果を調べた研究では、適度な運動をおこなうと、乳がんの再発リスクが約25%、死亡リスクは約35%低下したと報告されています。

からだを動かすことは、肥満の予防・解消につながります。食事に気を配ることに加え、運動習慣を身に付けることで体重コントロールがしやすくなります。さらに、乳がんと診断されたあとに適度な運動をおこなった女性は、身体面はもとより、心理面でも、人とのかかわりといった社会面でも、よい状態を保ちやすいという結果も出ています。治療が終わっても再発への不安などから気分が落ち込むことが多いでしょう。そんなときにも、体を動かすことで気持ちを前向きにできたり、人との関わりができ、QOLを向上させる効果も期待できます。

乳がん治療後の運動で注意したいのは、適度を心がけること。週に2~3回、30分~1時間ほどのウォーキングでも、ほとんど運動しない人とくらべると死亡リスクが大きく下がることもわかっています。

激しい運動より、無理なく楽しく継続するほうが大切です。全身運動の水泳や水中ウォーキング、呼吸法で精神的にもよい影響が得られるヨガやピラティスなどがおすすめです。運動をする際は、無理をせず、徐々に体を動かすように。運動前後にストレッチで体をほぐすことを忘れずにおこないましょう。

リンパ節郭清を受けた人は、手術をおこなった側の腕に遠心力や強い負荷がかかるスポーツ、たとえば、ボウリングやバレーボールなどは控えたほうが無難です。どの程度制限が必要か、あらかじめ主治医に確認しておきましょう。

おすすめの運動と注意すべき運動

運動には、再発や死亡リスクを下げるほか、精神面や社会面でもメリットは多い。手術をした側の腕に負担がかかる運動に注意して取り組もう

水泳

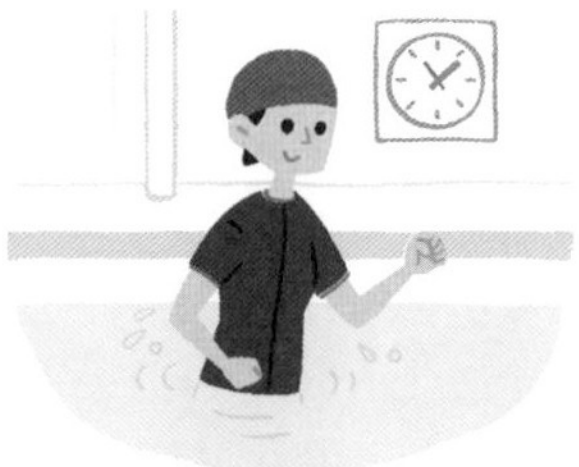

水泳や水中歩行は全身を使った運動で、からだへの負担も少ない。乳がん患者さん用の水着もあるので活用を

ウォーキング

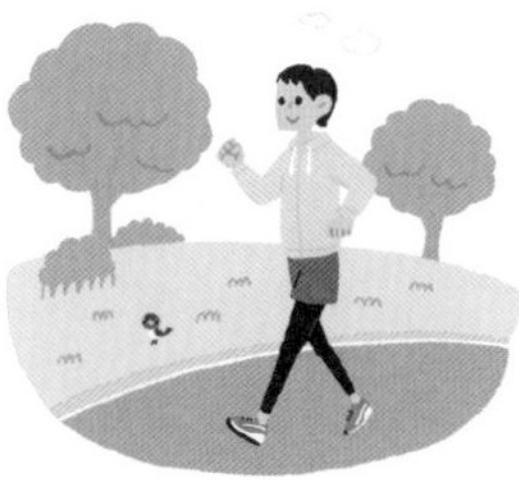

有酸素運動はさまざまな病気予防に効果的。30分～1時間を目安にトライを。気分転換にももってこい

ヨガ・ピラティス

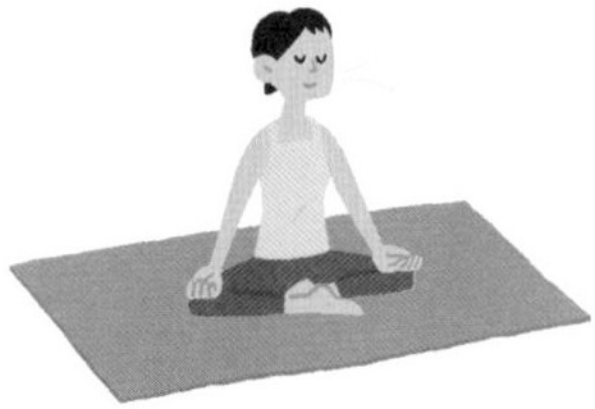

ゆったりとした動きで、深い呼吸をおこなうため、リラックス効果が高い。不安や気分の落ち込みの解消にもおすすめ

ストレッチ

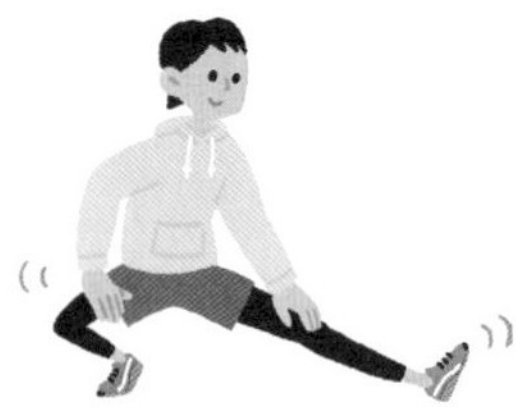

今まで運動習慣がなかったり、運動することに不安を感じるなら、ストレッチから始めて、徐々に体をほぐしていこう。運動の前後にもおこなうとよい

注意が必要な運動

リンパ節郭清を受けた人は、腕に負荷のかかる運動には要注意。たとえば、ボウリングは手術をした側の腕で投げることは避ける。バレーボールも腕への負荷が大きいため危険といえる。そのほか、ゴルフなどで重いものを持ったり、野外でおこなう際の虫刺され、ケガなど、日常生活の注意事項(140頁)にも留意しておこなおう

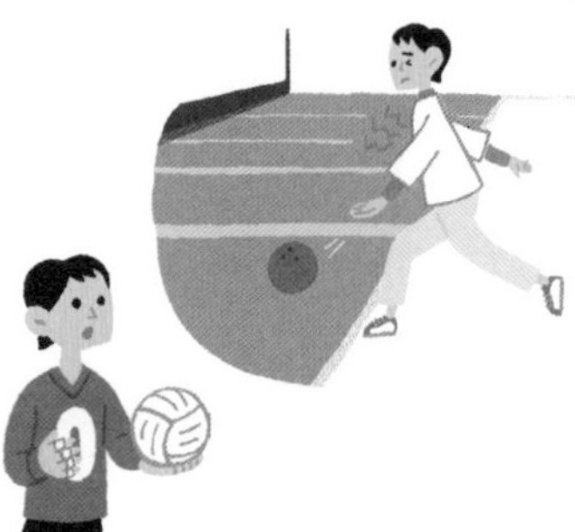

おしゃれを楽しむ

ウィッグでいつもと違うヘアスタイルに

個人差がありますが、抗がん剤の副作用による脱毛は、治療開始後2~3週間後から始まります。その前にかつらを準備しておくとよいでしょう。

治療中は頭皮が敏感になっているので、素材や機能性を考えて「JISマーク」のついた医療用ウィッグを選ぶと安心です。オーダーメイドの場合は、治療開始の1~3週間前に注文する必要があります。

病気で容貌が影響を受けることに対するケアを「アピアランスケア」といい、病院によっては「アピアランス外来」などの診療科や相談窓口、提携店などがあります。脱毛に関する相談や、ウィッグの選定、試着などができる場合があります。

かつらを使わない場合も、頭皮が敏感になっているため、保護するための帽子やバンダナは必需品です。締め付け感がない耳までカバーできるタイプがおすすめです。肌触りのよい素材のキャップタイプなら心地よく過ごせるでしょう。

メイクやネイルでアピアランスを保つ

脱毛は眉毛やまつげにも生じます。また治療中は肌がくすむなどのトラブルもおこりがちです。見た目の問題はメイクでカバーできます。化粧品は低刺激の専用品もありますが、負担にならなければ一般的な化粧品で大丈夫です。色素沈着しやすいので、湿疹、腫れなどが生じた場合は皮膚科で治療を。

抗がん剤により爪を生み出す爪母（そうぼ）細胞もダメージを受け、変色したり、もろくなります。やすりで短くととのえ、クリームやオイルで保湿します。ネイルカラーは見た目のカバーと爪の保護の両方に役立ちます。

アピアランス（外見）の変化に備える

抗がん剤の副作用では、ほとんどのケースで脱毛や爪への影響がある。
治療前から備え、対処法を知っておくことで前向きに乗り越えられる

ウィッグが必要なのは1～2年

個人差はあるが、脱毛が始まってから、治療後に生えそろうまで1～2年ほど。
オーダー品は1～3週間ほどかかるので、準備は余裕をみること

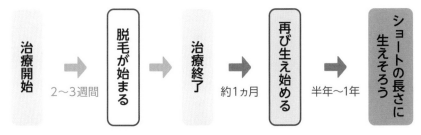

治療開始 →（2～3週間）→ 脱毛が始まる → 治療終了 →（約1ヵ月）→ 再び生え始める →（半年～1年）→ ショートの長さに生えそろう

ウィッグの種類と選ぶポイント

医療用ウィッグにこだわらず、好みやつけ心地、スタイルで自由に選ぼう。自治体によってはウィッグへの助成をおこなっているところもある

種類	毛質	手入れ
人工毛（化繊）	手触りはやや人形の髪のよう	形状記憶されているものが多く、スタイリングがらく
混合毛	人毛に近い質感	
人毛	見た目や手触りが自然	シャンプー後のスタイリングは多少の慣れが必要

ウィッグを選ぶポイント

- 脱毛してから生えそろうまで、髪のボリュームが変わるため、サイズ調整できるもの
- とくに治療中は頭皮が敏感になっているため、締め付けがなく、通気性のよいもの

頭皮を守る帽子は必需品。やわらかな素材で耳を覆うものを選ぼう。付け毛が付いた帽子も市販されている

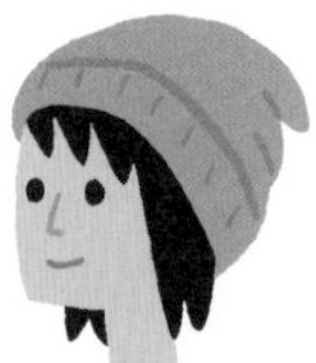

補正着・下着の選び方

乳がん治療中の下着は、見た目を整えるだけでなく、手術部位を保護して衝撃から守る役目もあります。また、左右の乳房の重さが違うことで、肩こりや脊椎湾曲症などがおこることもあります。シリコンなどのパッドを手術した側に入れ、からだのバランスをとることが予防・改善につながります。

下着は、術後の回復に合わせて適したものを選びましょう。手術直後は、痛みで腕が動かしづらい場合もあるので、着脱がらくな前開きがおすすめです。手術した部位をカバーでき、やわらかい素材のものを選びます。手術後の痛みがやわらぐまでの間は、締め付けすぎないノンワイヤーのソフトブラジャー、もしくはカップ付きのキャミソールに軽量パッドが最適です。

退院し通常の生活に戻る1～2ヵ月後には、術前と同じ下着を使えますが、「乳がん手術後専用ブラジャー」を試してみてください。手術部位をカバーできるように胸元の開きが工夫されています。広い肩ひもは安定感があり、ホールド力のあるアンダーベルトは日常動作でのずり上がりを防いでくれ、パッドを入れる裏ポケットも付いています。

シーンに合わせて快適に

術後のパッドはさまざまなものがあり、らくに過ごしたいときはウレタンやスポンジ、ジェルなど軽量のものを。乳房を切除した人は、一般的なパッドより値は張りますが、自分の皮膚や乳房に合わせ、人工乳房をつくることもできます。必要なときに専用の接着剤で貼り付けて使え、そのまま入浴も可能です。

補正具や専用ブラジャーを販売するメーカーは多数あり、再建中も使えるソフトブラジャー、乳がん専用のスポーツブラジャー、肩掛けの入浴着など、さまざまなタイプがあります。

術後の回復に合わせて補正具・下着選びを

術後の傷口や放射線療法によって敏感になった皮膚を守り、体や外見のバランスも整える補正具や下着は種類も豊富。
術後の回復状態に合わせ、つけ心地のよいからだに合うものを探そう

手術直後 放射線治療中

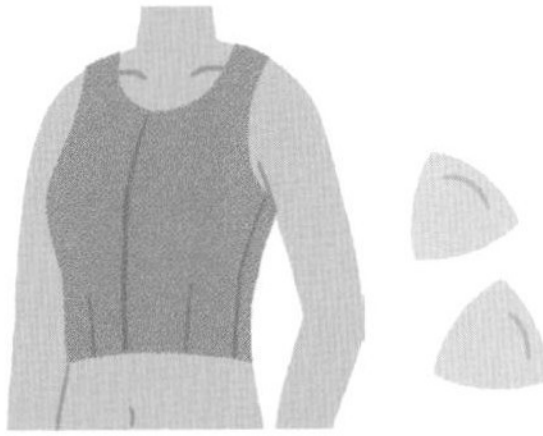

前開きブラジャーと薄型ウレタンパッド

着脱がらくな前開きのブラジャーを。手術した部分をカバーでき、素材がやわらかいものを選ぶ。外出用に薄型のウレタンパッドがあると、見た目も整う

手術後の痛みがやわらぐまで

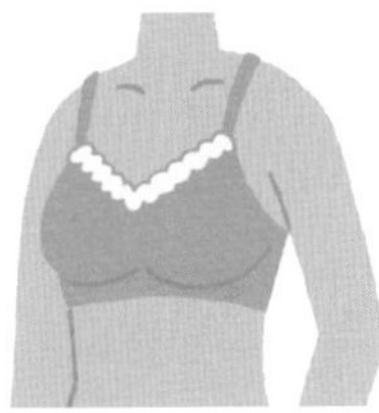

ソフトブラジャー

締め付けすぎない、ノンワイヤーのソフトブラジャーがおすすめ。カップ付きキャミソールに軽量のパッドを組み合わせてもOK

手術の傷口が落ち着いた術後1～2ヵ月

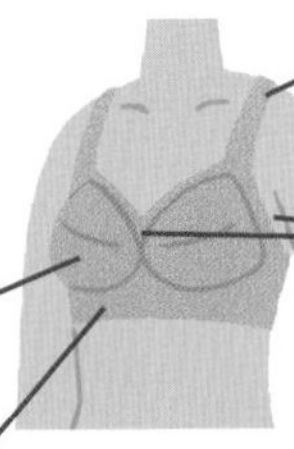

乳がん手術後専用ブラジャー

手術後は以前と同じブラジャーを使用してもよいが、安定感があり、パッドを入れるポケットもついた乳がん手術後専用ブラジャーが安心

シリコンパッドも種類豊富

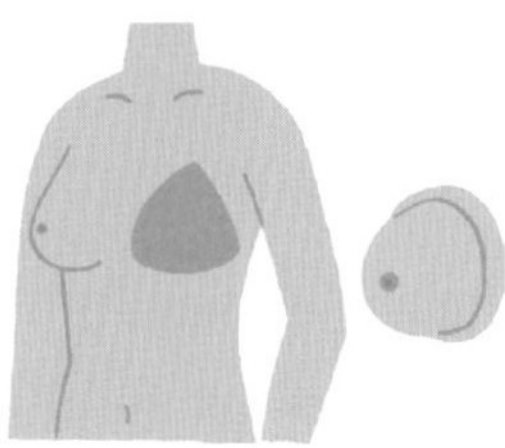

ムレが軽減されたタイプや、粘着式のもの、オーダーメイドの人工乳房などさまざまな形、素材のものがある

再発と転移

定期検査よりも自分で気づくことが大事

乳がん患者さんがもっとも不安に思われるのが再発でしょう。初期治療で手術によって病巣を取り除き、体内に残っているかもしれないがん細胞を抗がん剤、放射線でたたいてもなお生き残ったがん細胞が成長したり、新たに発生することがあるのです。

再発には、転移と新しいがんがあります。手術を受けた側の乳房、わきの下や鎖骨の周辺などのリンパ節にできたがんは「局所再発」です。これは治療で取り去ることができなかったがん細胞からの再発です。ただし、手術した側と反対の乳房にできたがんは、転移ではなく新しいがんです。

一方、血液やリンパ液の流れによって運ばれ、乳房から離れた場所で増殖したがんは「転移」、あるいは「遠隔転移」と呼ばれます。

乳がんの再発・転移の場合も「早く気づいて治療すればいい」と思われがちですが、これまでの研究調査で、検査で早期に発見していち早く治療しても、症状が出てから治療を開始しても、生存期間に差はないことがわかっています。以前は、血液検査で腫瘍マーカーを調べたり、CTやMRI、骨シンチグラフィーなどの画像検査をおこなうこともありましたが、ひんぱんな検査は被ばく量など、身体的・金銭的にも負担となります。したがって、現状ではこういった検査は推奨されていません。

ブレスト・アウェアネス（24頁）を習慣づけ、患者さん自身が症状に気づいて診察を受けることが望まれます。再発の兆候がなければ、通常の定期検診と、温存した乳房や反対側の乳房に対する年に1回のマンモグラフィ検査でよいとされています。

治療後の経過観察

再発・転移を早期発見するための画像検査や腫瘍マーカーは推奨されておらず、年に1回程度、医師の診察とマンモグラフィおよび、毎月の自己検診が基本となる

術後の定期検診スケジュール

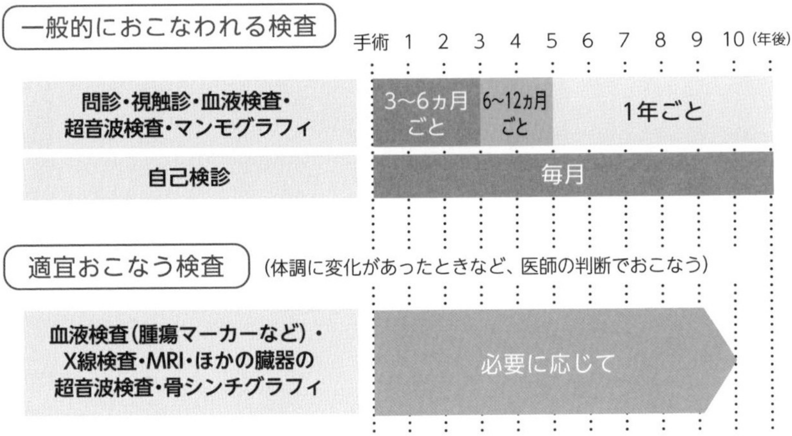

『乳がんのおはなし』(監修／河野範男、編集／石川 孝、堀口 淳　特定非営利活動法人JONIE)より

自己検診のポイント

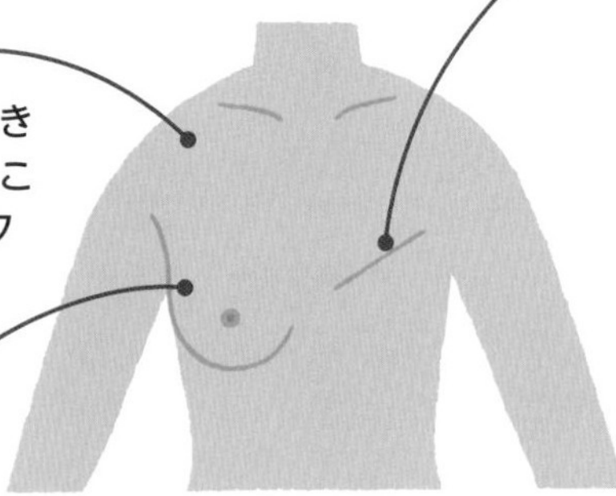

リンパ節周辺
鎖骨周辺や、両わきの下をふれて、しこりの有無をチェック

手術をした乳房
乳房を切除した場合、皮膚に赤いおでき(局所再発のサインの場合がある)やしこりがないか確認。乳房を温存した場合は手術をしていない側と同様に調べる

手術をしていない乳房
27頁のやり方を参考に、乳房全体を手で触ってしこりがないか確認し、皮膚の異常も調べる

気になる症状があれば、医師に伝え、必要な検査を受ける

再発・転移がおきやすい時期と場所

乳がんの再発は、術後2~3年に多く見受けられます。ただし、ほかのがんは5年再発しなければ完治とみなされますが、乳がんは10年、20年後におこるケースもあり、長期にわたって経過観察が必要です。さらに乳がんは、サブタイプにより再発しやすい時期が異なります。HER2、トリプルネガティブタイプは術後2年以内、増殖スピードの遅いルミナルタイプは5年以降の再発も少なくありません。

局所再発とは、乳房を温存した場合はわきの下や鎖骨の上のリンパ節での再発です。遠隔転移では、骨がもっとも多く、ほかには肺や肝臓、脳などですが、ルミナルタイプの乳がんは骨に転移しやすいなど、転移しやすい部位はサブタイプによって異なります。一般の方と同様に通常の検診を受けることと、なにかこれまでになかった症状があれば主治医に相談しましょう。

「乳がん再発・転移」を告げられたら

乳がん再発のショックは、最初に乳がんと診断されたときより大きく、35%の人に軽いうつ症状が現れるとされています。再発・転移について知識を得ることは大切ですが、いろいろな情報が入ってきて余計心配になるかもしれません。病状や今後の治療について主治医と相談し、不安を増大させる痛みなどの症状を取り除いてもらうことも大切です。精神的に改善の兆しが見られないときは、専門医である精神腫瘍科の受診も考えてみましょう。

乳がんは世界的に研究が進み、分子標的治療薬をはじめとする新たな治療法が次々と登場しています。転移・再発後の平均寿命も年々伸びており、がんと共存しながら社会的に活躍している患者さんはたくさんいます。病気と向き合い、「自分にとって何が大切か、どう生きていくか」を考えることが治療方針を立てるうえで重要になります。

乳がんが再発・転移しやすい時期と部位

再発・転移がおこる時期は術後３年以内が多いが、５年以降にもみられるのが乳がんの特徴といえ、乳房や乳房周辺のリンパ節での局所再発と、離れた部位での遠隔転移がある

再発・転移がおこりやすい部位と症状

再発・転移しやすい部位を発生率順でみると、骨が約29%、リンパ節を含む局所再発が約27%、肺が約19%、肝臓が約８％、脳が約３％*となっているが、これらはサブタイプによって違いがある

ホルモン受容体陽性・陰性別の術後再発率

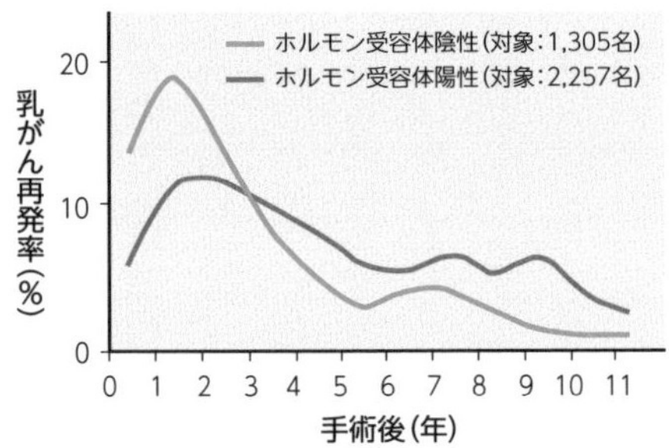

Saphner T et al.J clin Oncol.14:2738-2746.1996

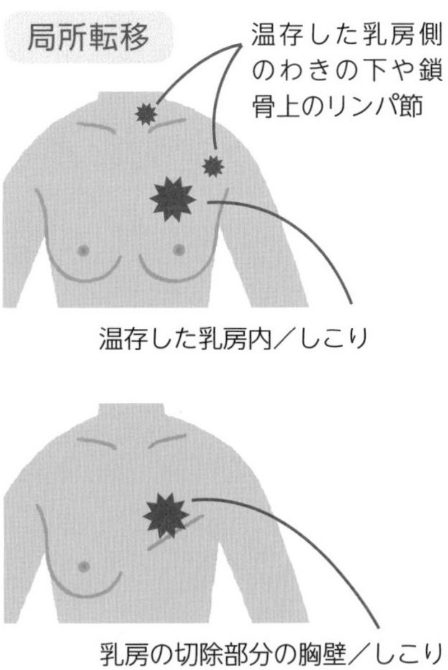

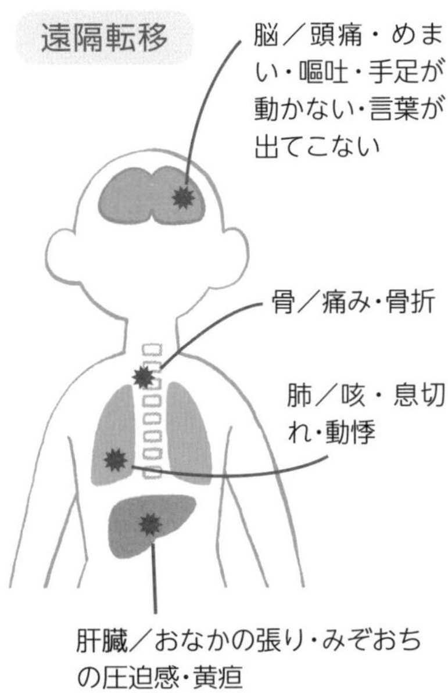

＊藤田益次郎ほか乳癌の臨床19(4):343-351.2004を参考に作成

局所再発と遠隔転移の治療

再発の場合、局所再発でほかの部位へ転移がみられなければ、手術による切除が可能です。必要に応じて術前や術後に薬物療法や放射線療法を組み合わせ、根治を目標とした治療をします。

ただし初期治療で放射線療法を受けた場合は、同じ部位への放射線照射はおこなえません。

転移は、最初に乳房に発生したがんが転移して出現したので、たとえば肺に転移した場合には「乳がんの肺転移」であり、「肺がん」ではありません。あくまで乳がんとして治療をおこなうため、ここでもサブタイプが重要になります。基本的にルミナルタイプならホルモン療法（生命をおびやかすような転移がある場合や、ホルモン剤が効かなくなった場合は抗がん剤）、HER2タイプは抗HER2療法や抗がん剤、トリプルネガティブタイプはPD-L1分子の発現を調べて免疫チェックポイント阻害剤を検討、BRCA1・2遺伝子の変異があれば分子標的薬の1つであるPARP阻害剤のオラパリブといった選択肢があります。

最近の研究では、再発乳がんの1～2割はがんの性質が変化することがわかってきました。この場合は転移部位のサブタイプに合わせて薬剤を検討するために生検をおこなうことがあります。

再発・転移の薬物療法では、期間は決めずに副作用を抑えつつできるだけ長く治療をおこないます。同じ薬を長期投与して、効果がなくなった場合、別の薬に切り替えて治療を継続します。再発における薬物療法でも、新薬が開発されて治療の選択肢が増えています。

再発・転移の治療は、痛みや副作用を可能なかぎり減らし、すこやかな生活を維持することを重視しています。長期にわたる治療では、つらい症状をコントロールするために緩和ケアが必要になります。

サブタイプ別再発・転移乳がんの薬物療法

再発・転移乳がんの治療は、手術可能な局所再発を除き薬物療法が主体。この場合もサブタイプを軸に治療法が選択され、副作用やつらい症状を緩和ケアでコントロールしながらおこなわれる

ルミナルタイプ（ホルモン受容体陽性・HER2陰性）

ホルモン療法が選択されるが、生命をおびやかすような転移がある場合や、ホルモン剤が効かなくなった場合は抗がん剤が使われる

HER2タイプ（ホルモン受容体陰性・HER2陽性）

抗HER2療法や抗がん剤を使用する

トリプルネガティブタイプ（ホルモン受容体陰性・HER2陰性）

基本的には抗がん剤治療となるが、PD-L1という分子の発現がある場合は、免疫チェックポイント阻害薬を併用する。また、BRCA1・2遺伝子に変異が認められる場合は、分子標的治療薬の一種でPARP阻害剤のオラパリブが適応となる

緩和ケアでつらい症状をコントロール

転移した先によって痛みや咳といった症状が出たり、薬の副作用もあらわれる。そんなときは、がまんせずに、早期から積極的な緩和ケアをおこなうことがすすめられる。緩和ケアのために悪化したり、回復が遅れることはない

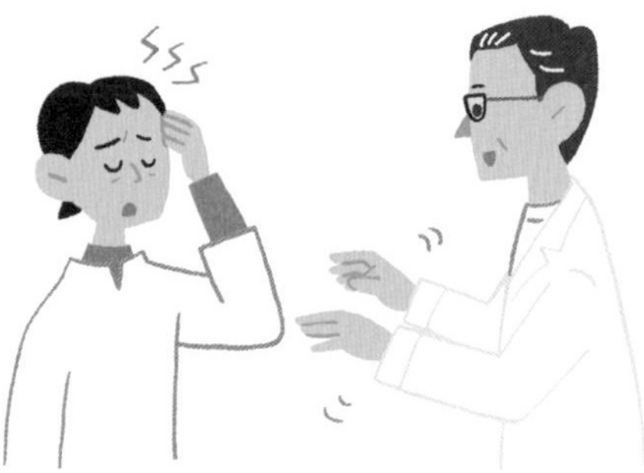

骨への転移

ホルモン受容体陽性の乳がんは骨へ転移しやすいがんであり、転移した患者さんの約30％は最初に骨転移がおこります。

がんが転移すると、骨からカルシウムが溶け出しやすくなります。骨がもろく弱くなって体重がかかるところでは、骨折して激しく痛むことがあります。また高カルシウム血症*にも注意が必要です。

これらの合併症に対しては、ゾレドロン酸やデノスマブなどの骨修飾薬を用います。この薬剤には、骨を溶かす破骨細胞の働きを弱める作用があり、骨転移の治療に有効です。ただし、腎障害やまれに顎骨壊死などの副作用がおこります。とくに虫歯や歯周病は、顎骨壊死のリスクを高めるので、使用前に歯科検診を受けましょう。強い痛みがある場合は、放射線療法を組み合わせると効果的です。60〜80％の患者さんが痛みの緩和を報告しています。骨折の危険性がある場合には整形外科で手術をおこなうこともあります。歩く機能を守るための処置ですが、からだへの負担も大きいので整形外科医と相談しましょう。

脳への転移

乳がんの脳転移は、ルミナルタイプと比べ、HER2・トリプルネガティブタイプのほうが頻度は高いとされています。

脳転移の治療は、病巣の縮小や症状の緩和が目的となります。放射線療法が中心となりますが、病巣が1つなら手術で切除となるケースもあります。抗がん剤は、脳の関門を通れないので効果がないと考えられてきました。しかし最近、HER2タイプで、効果が認められる分子標的治療薬も登場しました。

骨、脳への転移でおこる痛みはがまんすることなく、積極的に薬を使って解消していきます。

用語解説　高カルシウム血症　転移した骨からカルシウムが溶け出し、血中カルシウム濃度が高くなることがある。治療が遅れると強い脱水症状により腎機能低下や不整脈など、命にかかわることも。

骨転移と脳転移の治療法

乳がんの転移で比較的多くみられるのが骨と脳への転移だ。
乳がんの全身治療にくわえ、各部位の症状に応じた治療がおこなわれる

骨転移の治療

おこりやすい骨の部位

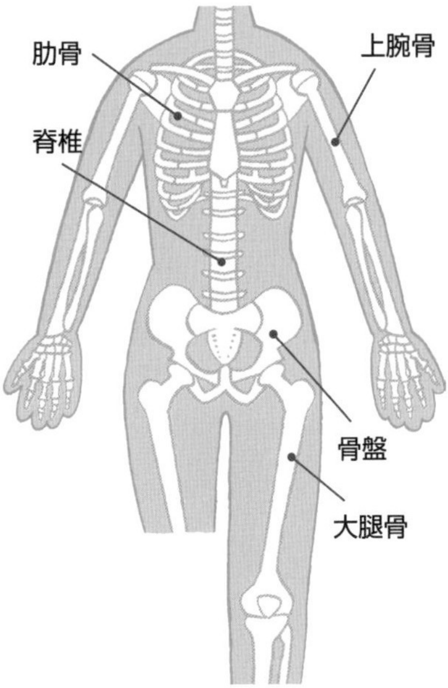

治療法

- 骨修飾薬（骨吸収抑制薬）……………
がん細胞によって活発化される破骨細胞を抑制して、骨が溶けるのを防ぎ、がん細胞の増殖を抑える薬
- 放射線療法……………………………
強い痛みをともなう場合は、放射線療法がおこなわれる。痛みをやわらげる効果は60〜80%
- 外科的処置……………………………
骨折のリスクがある場合は、金属製の人工骨頭を損傷部に置き換える人工骨頭置換術などの整形外科的措置をおこなうことがある
- 鎮痛薬…………………………………
消炎鎮痛薬、麻薬系鎮痛薬（オピオイド）などを使って、痛みをコントロール
- 高カルシウム血症への治療…………
転移した骨がもろくなり、骨からカルシウムが溶け出すことで血中のカルシウム濃度が上がってしまう。利尿によって血中のカルシウムを尿から排出するようにする

脳転移の治療

特徴

- HER2タイプやトリプルネガティブタイプの乳がんで頻度が高い
- 症状は、頭痛、ふらつき、嘔吐、意識障害、性格の変化などさまざまで、病巣が転移した部位によって、現れる症状が違う

治療法

- 外科的治療………………………
病巣が1個で、ほかに転移がなく、手術可能な位置にあるなど、条件がそろえば手術で切除することもある
- 放射線療法………………………
病巣にのみ放射線をあてる「定位放射線照射」と、病巣が多発している場合は脳全体に放射線をあてる「全脳照射」をおこなう
- 薬物療法…………
脳は病原体や有害物質が脳内に入らないよう、血管に関門があり、薬物は突破できないとされてきたが、一定の分子標的治療薬は効果がみられる

心のケア　悲しみはためこまない

大切な人には率直に気持ちを伝える

乳がんと診断されたとき、手術を受けたあと、再発・転移が告げられたとき、今の自分が置かれている現状を受け入れるのは容易ではありません。悲しみや不安、悔しさ、後悔、怒りなどの気持ちを抑え込み、消し去ることはできないでしょう。しかし、葛藤することは次のステップへ進む第一歩です。

不安を持ちながらも、目の前のことを普段通りにおこなうことが大切です。少し先の未来に向けて「友人と食事に行く」「ウォーキングを再開する」などの具体的な目標を定め、積み重ねていく過程で心が軽くなる実感が得られるでしょう。

乳がんは患者さんとその家族の生活を一変させます。お互いに「心配かけたくない」と遠慮していては、長く続く治療を乗り越えられません。無理に明るくふるまったりせず、ときにケンカしても、正直に気持ちを伝え合いましょう。子どもへの説明はむずかしいですが、隠そうとせず「お母さんは病気で元気がないときもあるけど、大丈夫だからね」「病気になったのは誰のせいでもないよ」など、年齢と理解度に合わせて伝えてください。親へサポートが頼めれば、遠慮せずに頼るのもありです。老齢で状態がよくなければ無理に話さなくてもよいでしょう。

職場でのコミュニケーションも悩みどころです。正しい病状を伝えなかったせいで、のちのち迷惑をかけることのないよう、同僚や上司、産業医や人事担当者とも率直な話し合いが必要です。

また、患者さん本人、あるいはご家族が気持ちの整理がつかないときは、看護師をはじめとする医療スタッフ、または「がん相談支援センター」（48頁）に打ち明けることをおすすめします。

周囲の人とのコミュニケーションのヒント

病気のことを、だれにどこまでどう話すかはむずかしいが、家族や職場、友人など身近な人には正直に伝えることで理解や協力を得やすくなる

パートナー

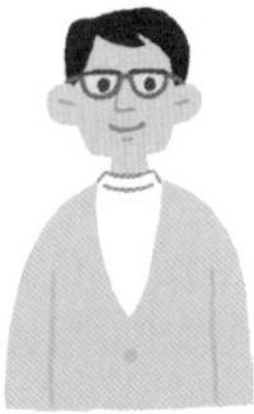

理解と支えを

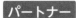

医師からの説明をともに聞くなどして病気を正しく理解してもらい、今後の生活についてきちんと話し合うことが大切

職場の人

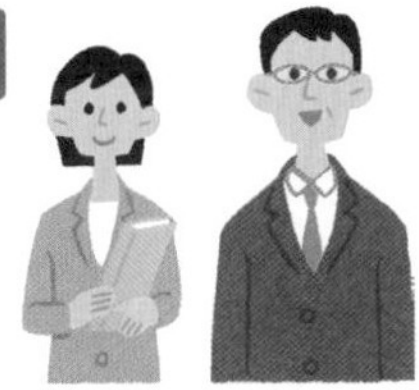

具体的に希望を伝える

直属の上司のほか、産業医や保健師、人事担当者などに、治療スケジュールや、治療内容に合わせた仕事への変更など働き方の相談を

子ども

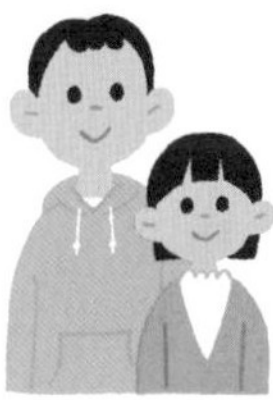

隠さずに

年齢や理解度に合わせて病気で治療をしていることを伝えよう。乳がんについての絵本を利用したり、病院に小児専門の臨床心理士がいれば相談を

友人

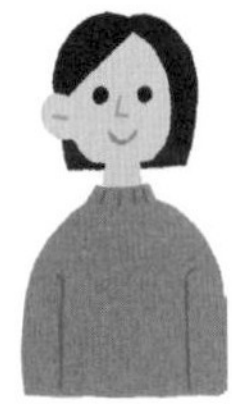

話を聞いてもらう

信頼できる友人に話を聞いてもらうことは、心を軽くしてくれることもある

親

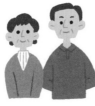

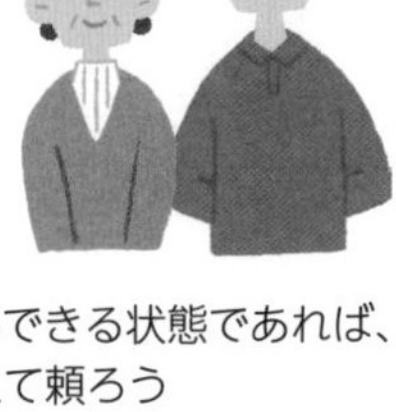

頼ろう

サポートをお願いできる状態であれば、病気のことを伝えて頼ろう

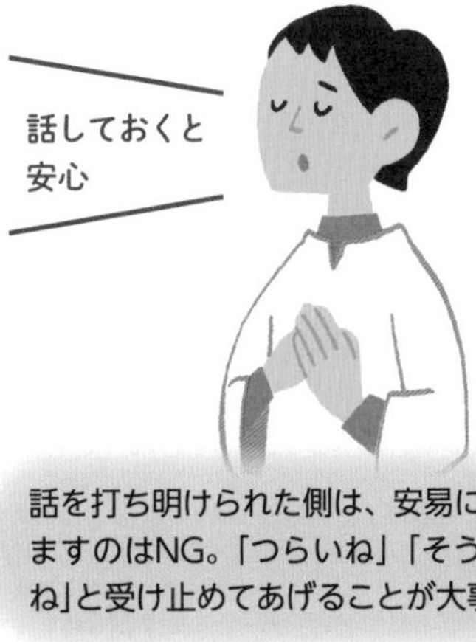

話を打ち明けられた側は、安易に励ますのはNG。「つらいね」「そうだね」と受け止めてあげることが大事

監修

石川　孝（いしかわ　たかし）

東京医科大学乳腺科学分野 主任教授

1987年横浜市立大学医学部卒業、同外科学第2講座入局、1990年米国カリフォルニア州立大学アーバイン校留学。2004年横浜市立大学附属市民総合医療センターを経て、2014年より現職。横浜市立大学消化器・腫瘍外科学客員教授兼任。日本乳癌学会理事・評議員、同指導医・乳腺専門医、日本外科学会指導医・外科専門医、日本消化器外科学会指導医・専門医・消化器がん外科治療認定医、日本乳房オンコプラスティックサージャリー学会理事・評議員、日本乳癌検診学会評議員、日本外科病理学会理事、日本乳がん検診精度管理中央機構マンモグラフィ読影認定医（A評価）米国臨床腫瘍学会 Active member, 米国癌学会 Member。

やさしいカラー図解 **乳がん**

2024 年 7 月 23 日　第 1 刷発行

監 修 者　石川　孝
発 行 者　東島 俊一
発 行 所　株式会社 **法 研**

〒104-8104　東京都中央区銀座1-10-1
http://www.sociohealth.co.jp

印刷・製本　研友社印刷株式会社　　0101

SOCIO HEALTH

小社は㈱法研を核に「SOCIO HEALTH GROUP」を構成し、相互のネットワークにより“社会保障及び健康に関する情報の社会的価値創造”を事業領域としています。その一環としての小社の出版事業にご注目ください。

ISBN978-4-86756-094-5 C0377　定価はカバーに表示してあります。